前　言

"风声，雨声，读书声，声声入耳……"

朗读，是一种享受，也是一种美。古人称读书为"念书"，所谓念，就是要大声地读出来，要饱含情感，要抑扬顿挫，在朗读中体味语言的意境美。可是不知从何时起，看书取代了读书，成为当下中国人学习的主流方式。语言是信息的载体，文字和声音都是这个载体的重要组成部分。缺失了一者，信息就是残缺不全的。高效率的读书讲究"眼到、耳到、口到、手到、心到"，就是要尽可能全面地获得语言本身传递的信息。如今，我们只剩下了"两到"，甚至"一到"，这不能不说是一种遗憾。

学习中医也是如此。

我们常常苦恼于诵读《黄帝内经》、《伤寒杂病论》这些晦涩难懂的中医经典，看则不明其字义，读则不知其发音，而且愈是不会读，愈是不愿意去读，更不要谈在诵读中体味美了。可是古代学习中医往往是耳提面命、口授心传，先生边念边讲，弟子边听边背，出自师口，入之徒耳，即便当时不完全理解，然而"书读百遍，其义自现"。反复的听闻和诵读，可以通过声音不断揣摩和体会文字所携带的信息，更有助于理解文义。不仅记得牢，而且学得快。现代人学习中医，没有了师徒授受的环境，又丢失了诵读的习惯，因此难以理解经典的意思，学起来也觉得枯燥无味，这成了学习中医的一大障碍。

　　有没有一种方式，能够解决这个问题呢？《用耳朵学中医系列》就是这样一套丛书。

　　这套丛书的医典卷由白云出岫先生朗读。无论是在教室或宿舍里，还是在操场及花园中，甚至在床上和旅途中，都能边听边看，边听边读，边听边背。让磁性的声音、优美的文笔、深邃的经义交融在一起，从多角度冲击我们的大脑，撞出思想和智慧的火花，帮助我们更好地学习和理解原汁原味的中医经典。

医典卷共包含八册：《黄帝内经素问》、《灵枢经》、《难经、神农本草经》、《伤寒论》、《金匮要略方论》、《温病学名著》、《医宗金鉴心法要诀》和《精选中医歌赋》。为了保证文字的质量，本辑内容均采自精校本，且以原文为主，不加注释。为了让读者能方便携带、轻松阅读、易于背诵，采用了"开本小而字不小"的方式，以获得更为舒适的学习享受。另外，我们在每本书的篇首增加了"大医精诚"篇，希望诸位读者能借助本辑丛书，"博极医源，精勤不倦"，走"苍生大医"之道。

卫生部副部长、国家中医药管理局局长王国强教授对本丛书的编辑出版给予了指示和深切关注。各位编者付出了大量心血，白云出岫先生多次对录音进行了认真的修订，在此一并表示感谢！

由于出版此类图书是我们新的尝试，不足之处在所难免，恳请各位读者提出宝贵意见，以便我们在今后修订提高。

编者
2009 年 7 月

用耳朵学中医系列丛书

难　经
神农本草经

《用耳朵学中医系列丛书》编委会　编

白云出岫　朗诵

中国中医药出版社
·北　京·

图书在版编目（CIP）数据

难经、神农本草经/《用耳朵学中医系列丛书》编委会编，—北京：中国中医药出版社，2010.2（2020.6重印）

（用耳朵学中医系列丛书·医典卷）

ISBN 978-7-80231-815-1

Ⅰ.①难… Ⅱ.①用… Ⅲ.①难经②神农本草经

Ⅳ.①R221.9②R281.2

中国版本图书馆 CIP 数据核字（2009）第218782号

中国中医药出版社出版

北京经济技术开发区科创十三街31号院二区8号楼

邮政编码　100176

传真　010 64405750

廊坊市晶艺印务有限公司印刷

各地新华书店经销

*

开本890×1240 1/64　印张2.5　字数 56千字

2010年2月第1版　2020年6月第10次印刷

书　号　ISBN 978-7-80231-815-1

*

定价　15.00元（含光盘）

网址：www.cptcm.com

如有印装质量问题请与本社出版部调换（010-64405510）

版权专有　侵权必究

社长热线　010 64405720

读者服务部电话 010 64065415

010 84042153

书店网址　csln.net/qksd/

用耳朵学中医系列丛书
医典卷

编 委 会

总 主 编　王国辰

副总主编　王玉兴　林超岱

　　　　　李秀明　李占永

策　　划　蔡仲逊　张立军

编　　委　（以姓氏笔画为序）

　　　　　王　慧　孙文军

　　　　　杨　然　张立军

　　　　　黄　贞　蔡仲逊

大医精诚

孙思邈

张湛曰："夫经方之难精，由来尚已。"今病有内同而外异，亦有内异而外同，故五脏六腑之盈虚，血脉荣卫之通塞，固非耳目之所察，必先诊候以审之。而寸口关尺，有浮沉弦紧之乱；俞穴流注，有高下浅深之差；肌肤筋骨，有厚薄刚柔之异。唯用心精微者，始可与言于兹矣。今以至精至微之事，求之于至粗至浅之思，其不殆哉？若盈而益之，虚而损之，通而彻之，塞而壅之，寒而冷之，热而温之，是重加其疾。而望其生，吾见其死矣。故医方卜筮，艺能之难精者也，既非神授，何以得其幽微？世有愚者，读方三年，便谓天下无病可治；及治病三年，乃知天下无方可用。故学者必须博极医源，精勤不倦，不得道听途说，而言医道已了，深自误哉！

凡大医治病，必当安神定志，无欲无求，先发大慈恻隐之心，誓愿普救含灵之苦。若有疾厄来求救者，不得问其贵贱贫富，长幼妍蚩，怨亲善友，华夷愚智，普同一等，皆如至亲之想，亦不得瞻前顾后，自虑吉凶，护惜身命。见彼苦恼，若己有之，深心凄怆，勿避险巇、昼夜、寒暑、饥渴、疲劳，一心赴救，无作功夫行迹之心。如此可为苍生大医，反此则是含灵巨贼。

自古名贤治病，多用生命以济危急，虽曰贱畜贵人，至于爱命，人畜一也。损彼益己，物情同患，况于人乎！夫杀生求生，去生更远，吾今此方所以不用生命为药者，良由此也。其蝱虫、水蛭之属，市有先死者，则市而用之，不在此例。只如鸡卵一物，以其混沌未分，必有大段要急之处，不得已隐忍而用之。能不用者，斯为大哲，亦所不及也。其有患疮痍、下痢，臭秽不可瞻视，人所恶见者，但发惭愧凄怜忧恤之意，不得起一念蒂芥之心，是吾之志也。

夫大医之体，欲得澄神内视，望之俨然，宽裕汪汪，不皎不昧。省病诊疾，至意深心；详察形候，纤毫勿失；处判针药，无得参差。虽曰病宜速救，要须临事不惑，唯当审谛覃思，不得于性命之上，率尔自逞俊快，邀射名誉，甚不仁矣！又到病家，纵绮罗满目，勿左右顾眄，丝竹凑耳，无得似有所娱，珍羞迭荐，食如无味，醽醁兼陈，看有若无。所以尔者，夫一人向隅，满堂不乐，而况病人苦楚，不离斯须。而医者安然欢娱，傲然自得，兹乃人神之所共耻，至人之所不为，斯盖医之本意也？

夫为医之法，不得多语调笑，谈谑喧哗，道说是非，议论人物，炫耀声名，訾毁诸医，自矜己德，偶然治差一病，则昂头戴面，而有自许之貌，谓天下无双，此医人之膏肓也。

老君曰:"人行阳德,人自报之;人行阴德,鬼神报之。人行阳恶,人自报之;人行阴恶,鬼神害之。"寻此二途,阴阳报施,岂诬也哉?所以医人不得恃己所长,专心经略财物,但作救苦之心,于冥运道中,自感多福者耳。又不得以彼富贵,处以珍贵之药,令彼难求,自炫功能,谅非忠恕之道。志存救济,故亦曲碎论之,学者不可耻言之鄙俚也。

目 录

难 经

第一篇 脉 学

一难 十二经皆有动脉，独取寸口，以决五脏六腑死生吉凶之法，何谓也？

然。寸口者，脉之大会，手太阴之脉动也。人一呼脉行三寸，一吸脉行三寸，呼吸定息，脉行六寸。人一日一夜，凡一万三千五百息，脉行五十度，周于身，漏水下百刻，荣卫行阳二十五度，行阴亦二十五度，为一周也，故五十度复会于手太阴。寸口者，五脏六腑之所终始，故法取于寸口也。

二难 脉有尺寸，何谓也？

然。尺寸者，脉之大要会也。从关至尺是尺内，阴之所治也；从关至鱼际是寸内，阳之所治也。故分寸为尺，分尺为寸。故阴得尺内一寸，阳得寸内九分。尺寸终始一寸九分，故曰尺寸也。

三难 脉有太过有不及，有阴阳相乘，有覆有溢，有关有格，何谓也？

然。关之前者，阳之动也，脉当见九分而浮。过者，法曰太过；减者，法曰不及。遂上鱼为溢，为外关内格，此阴乘之脉也。关之后者，阴之动也，脉当见一寸而沉。过者，法曰太过；减者，法曰不及。遂入尺为覆，为内关外格，此阳乘之脉也。故曰覆溢，是其真脏之脉，人不病而死也。

四难 脉有阴阳之法，何谓也？

然。呼出心与肺，吸入肾与肝，呼吸之间，脾也，其脉在中。浮者阳也，沉者阴也，故曰阴阳也。

心肺俱浮，何以别之？

然。浮而大散者，心也；浮而短涩者，肺也。

肾肝俱沉，何以别之？

然。牢而长者，肝也；按之濡，举指来实者，肾也。脾者中州，故其脉在中。是阴阳之法也。

脉有一阴一阳，一阴二阳，一阴三阳；有一阳一阴，一阳二阴，一阳三阴。如此之言，寸口有六脉俱动耶？

然。此言者，非有六脉俱动也，谓浮沉、长短、滑涩也。浮者阳也，滑者阳也，长者阳也；沉者阴也，短者阴也，涩者阴也。所谓一阴一阳者，谓脉来沉而滑也；一阴二阳者，谓脉来沉滑而长也；一阴三阳者，谓脉来浮滑而长，时一沉也。所谓一阳一阴者，谓脉来浮而涩也；一阳二阴者，谓脉来长而沉涩也；一阳三阴者，谓脉来沉涩而短，时一浮也。各以其经所在，名病逆顺也。

五难 脉有轻重，何谓也？

然。初持脉，如三菽之重，与皮毛相得者，肺部也。如六菽之重，与血脉相得者，心部也。如九菽之重，与肌肉相得者，脾部也。如十二菽之重，与筋平者，肝部也。按之至骨，举指来疾者，肾部也。故曰轻重也。

六难 脉有阴盛阳虚，阳盛阴虚，何谓也？

然。浮之损小，沉之实大，故曰阴盛阳虚；沉之损小，浮之实大，故曰阳盛阴虚。是阴阳虚实之意也。

七难 经言：少阳之至，乍大乍小，乍短乍长；阳明之至，浮大而短；太阳之至，洪大而长；太阴之至，紧细而长；少阴之至，紧细而微；厥阴之至，沉短而敦。此六者，是平脉耶，将病脉耶？

然。皆王脉也。

其气以何月，各王几日？

然。冬至之后，得甲子少阳王，复得甲子阳明王，复得甲子太阳王，复得甲子太阴王，复得甲子少阴王，复得甲子厥阴王。王各六十日，六六三百六十日，以成一岁。此三阳三阴之王时日大要也。

八难 寸口脉平而死者，何谓也？

然。诸十二经脉者，皆系于生气之原。所谓生气之原者，谓十二经之根本也，谓肾间动气也。此五脏六腑之本，十二经脉之根，呼吸之门，三焦之原。一名守邪之神。故气者，人之根本也，根绝则茎叶枯矣。寸口脉平而死者，生气独绝于内也。

九难 何以别知脏腑之病耶？

然。数者，腑也；迟者，脏也。数则为热，迟则为寒。诸阳为热，诸阴为寒，故以别知脏腑之病也。

十难 一脉为十变者，何谓也？

然。五邪刚柔相逢之意也。假令心脉急甚者，肝邪干心也；心脉微急者，胆邪干小肠也；心脉大甚者，心邪自干心也；心脉微大者，小肠邪自干小肠也。心脉缓甚者，脾邪干心也；心脉微缓者，胃邪干小肠也。心脉涩甚者，肺邪干心也；心脉微涩者，大肠邪干小肠也。心脉沉甚者，肾邪干心也；心脉微沉者，膀胱邪干小肠也。五脏各有刚柔邪，故令一脉辄变为十也。

十一难　经言脉不满五十动而一止，一脏无气者，何脏也？

然。人吸者随阴入，呼者因阳出。今吸不能至肾，至肝而还，故知一脏无气者，肾气先尽也。

十二难　经言：五脏脉已绝于内，用针者反实其外；五脏脉已绝于外，用针者反实其内。内外之绝，何以别之？

然。五脏脉已绝于内者，肾肝气已绝于内也，而医反补其心肺；五脏脉已绝于外者，其心肺脉已绝于外也，而医反补其肾肝。阳绝补阴，阴绝补阳，是谓实实虚虚，损不足益有余。如此死者，医杀之耳。

十三难　经言：见其色而不得其脉，反得相胜之脉者，即死；得相生之脉者，病即自已。色之与脉当参相应，为之奈何？

然。五脏有五色，皆见于面，亦当与寸口、尺内相应。假令色青，其脉当弦而

急；色赤，其脉浮大而散；色黄，其脉中
缓而大；色白，其脉浮涩而短；色黑，其
脉沉濡而滑。此所谓五色之与脉当参相应
也。

脉数，尺之皮肤亦数；脉急，尺之皮
肤亦急；脉缓，尺之皮肤亦缓；脉涩，尺
之皮肤亦涩；脉滑，尺之皮肤亦滑。

五脏各有声、色、臭、味，当与寸口、
尺内相应，其不应者病也。假令色青，其
脉浮涩而短，若大而缓为相胜；浮大而散，
若小而滑为相生也。

经言：知一为下工，知二为中工，知
三为上工。上工者十全九，中工者十全七，
下工者十全六。此之谓也。

十四难 脉有损至，何谓也？

然。至之脉，一呼再至曰平，三至曰
离经，四至曰夺精，五至曰死，六至曰命
绝，此至之脉也。何谓损？一呼一至曰离
经，再呼一至曰夺精，三呼一至曰死，四
呼一至曰命绝，此损之脉也。至脉从下上，

损脉从上下也。

损脉之为病奈何？

然。一损损于皮毛，皮聚而毛落；二损损于血脉，血脉虚少，不能荣于五脏六腑；三损损于肌肉，肌肉消瘦，饮食不能为肌肤；四损损于筋，筋缓不能自收持；五损损于骨，骨痿不能起于床。反此者，至脉之病也。从上下者，骨痿不能起于床者死；从下上者，皮聚而毛落者死。

治损之法奈何？

然。损其肺者，益其气；损其心者，调其荣卫；损其脾者，调其饮食，适其寒温；损其肝者，缓其中；损其肾者，益其精。此治损之法也。

脉有一呼再至，一吸再至；有一呼三至，一吸三至；有一呼四至，一吸四至；有一呼五至，一吸五至；有一呼六至，一吸六至；有一呼一至，一吸一至；有再呼一至，再吸一至；有呼吸再至。脉来如此，何以别知其病也？

然。脉来一呼再至，一吸再至，不大不小曰平。一呼三至，一吸三至，为适得病，前大后小，即头痛、目眩；前小后大，即胸满、短气。一呼四至，一吸四至，病欲甚。脉洪大者，苦烦满；沉细者，腹中痛；滑者，伤热；涩者，中雾露。一呼五至，一吸五至，其人当困，沉细夜加，浮大昼加，不大不小，虽困可治，其有大小者为难治。一呼六至，一吸六至，为死脉也，沉细夜死，浮大昼死。一呼一至，一吸一至，名曰损，人虽能行，犹当着床，所以然者，血气皆不足故也。再呼一至，再吸一至，呼吸再至，名曰无魂。无魂者，当死也。人虽能行，名曰行尸。上部有脉，下部无脉，其人当吐，不吐者死。上部无脉，下部有脉，虽困无能为害。所以然者，譬如人之有尺，树之有根，枝叶虽枯槁，根本将自生，脉有根本，人有元气，故知不死。

十五难 经言：春脉弦，夏脉钩，秋脉毛，冬脉石。是王脉耶？将病脉也？

　　然。弦、钩、毛、石者，四时之脉也。春脉弦者，肝，东方木也，万物始生，未有枝叶，故其脉之来，濡弱而长，故曰弦。夏脉钩者，心，南方火也，万物之所茂，垂枝布叶，皆下曲如钩，故其脉之来，来疾去迟，故曰钩。秋脉毛者，肺，西方金也，万物之所终，草木华叶，皆秋而落，其枝独在，若毫毛也，故其脉之来，轻虚以浮，故曰毛。冬脉石者，肾，北方水也，万物之所藏也，盛冬之时，水凝如石，故其脉之来，沉濡而滑，故曰石。此四时之脉也。

　　如有变奈何？

　　然。春脉弦，反者为病。何谓反？

　　然。其气来实强，是谓太过，病在外；气来虚微，是谓不及，病在内。脉来厌厌聂聂，如循榆叶曰平；益实而滑，如循长竿曰病；急而劲益强，如新张弓弦曰死。春脉微弦曰平，弦多胃气少曰病，但弦无胃气曰死，春以胃气为本。

夏脉钩，反者为病。何谓反？

然。其气来实强，是谓太过，病在外；气来虚微，是谓不及，病在内。其脉来累累如环，如循琅玕曰平；来而益数，如鸡举足者曰病；前曲后居，如操带钩曰死。夏脉微钩曰平，钩多胃气少曰病，但钩无胃气曰死，夏以胃气为本。

秋脉毛，反者为病。何谓反？

然。其气来实强，是谓太过，病在外；气来虚微，是谓不及，病在内。其脉来蔼蔼如车盖，按之益大曰平；不上不下，如循鸡羽曰病；按之萧索，如风吹毛曰死。秋脉微毛曰平，毛多胃气少曰病，但毛无胃气曰死，秋以胃气为本。

冬脉石，反者为病。何谓反？

然。其气来实强，是谓太过，病在外；气来虚微，是谓不及，病在内。脉来上大下兑，濡滑如雀之喙曰平；啄啄连属，其中微曲曰病；来如解索，去如弹石曰死。

冬脉微石曰平，石多胃气少曰病，但石无胃气曰死，冬以胃气为本。胃者，水谷之海，主禀，四时皆以胃气为本。是谓四时之变病，死生之要会也。脾者，中州也，其平和不可得见，衰乃见耳。来如雀之啄，如水之下漏，是脾衰见也。

十六难 脉有三部九候，有阴阳，有轻重，有六十首，一脉变为四时，离圣久远，各自是其法，何以别之？

然。是其病，有内外证。

其病为之奈何？

然。假令得肝脉，其外证善洁，面青，善怒；其内证脐左有动气，按之牢若痛；其病四肢满，闭淋、溲便难，转筋。有是者肝也，无是者非也。假令得心脉，其外证面赤，口干，喜笑；其内证脐上有动气，按之牢若痛；其病烦心，心痛，掌中热而啘。有是者心也，无是者非也。假令得脾脉，其外证面黄，善噫，善思，善味；其内证当脐有动气，按之牢若痛；其病腹胀满，食不消，体重节痛，怠惰嗜卧，四肢不收。有是者脾也，无是者非也。假令得肺脉，其外证面白，善嚏，悲愁不乐，欲哭；其内证脐右有动气，按之牢若痛；其病喘咳，洒淅寒热。有是者肺也，无是者非也。假令得肾脉，其外证面黑，善恐，欠；其内证脐下有动气，按之牢若痛；其病逆气，小腹急痛，泄如下重，足胫寒而逆。有是者肾也，无是者非也。

十七难　经言：病或有死，或有不治自愈，或连年月不已。其死生存亡，可切脉而知之耶？

然。可尽知也。诊病若闭目不欲见人者，脉当得肝脉强急而长，而反得肺脉浮短而涩者，死也。病若开目而渴，心下牢者，脉当得紧实而数，反得沉涩而微者，死也。病若吐血，复衄衄血者，脉当沉细，而反浮大而牢者，死也。病若谵言妄语，身当有热，脉当洪大，而反手足厥逆，脉沉细而微者，死也。病若大腹而泄者，脉当微细而涩，反紧大而滑者，死也。

十八难　脉有三部，部有四经，手有太阴、阳明，足有太阳、少阴，为上下部，何谓也？

然。手太阴、阳明，金也；足少阴、太阳，水也。金生水，水流下行而不能上，故在下部也。足厥阴、少阳，木也；生手太阳、少阴火，火炎上行而不能下，故为上部。手心主、少阳火，生足太阴、阳明土，土主中宫，故在中部也。此皆五行子母更相生养者也。

脉有三部九候，各何主之？

然。三部者，寸、关、尺也。九候者，浮、中、沉也。上部法天，主胸以上至头之有疾也；中部法人，主膈以下至脐之有疾也；下部法地，主脐以下至足之有疾也。审而刺之者也。

人病有沉滞、久积聚，可切脉而知之耶？

然。诊在右胁有积气，得肺脉结，脉

结甚则积甚，结微则气微。

诊不得肺脉，而右胁有积气者何也？

然。肺脉虽不见，右手脉当沉伏。

其外痼疾同法耶，将异也？

然。结者，脉来去时一止，无常数，名曰结也。伏者，脉行筋下也。浮者，脉在肉上行也。左右表里，法皆如此。假令脉结伏者，内无积聚；脉浮结者，外无痼疾；有积聚脉不结伏，有痼疾脉不浮结。为脉不应病，病不应脉，是为死病也。

十九难 经言：脉有逆顺，男女有恒。而反者，何谓也？

然。男子生于寅，寅为木，阳也。女子生于申，申为金，阴也。故男脉在关上，女脉在关下。是以男子尺脉恒弱，女子尺脉恒盛，是其常也。反者，男得女脉，女得男脉也。

其为病何如？

然。男得女脉为不足，病在内；左得之病在左，右得之病在右，随脉言之也。

女得男脉为太过，病在四肢；左得之病在左，右得之病在右，随脉言之，此之谓也。

二十难　经言：脉有伏匿。伏匿于何脏而言伏匿耶？

然。谓阴阳更相乘、更相伏也。脉居阴部而反阳脉见者，为阳乘阴也；虽阳脉，时沉涩而短，此谓阳中伏阴也；脉居阳部而反阴脉见者，为阴乘阳也；虽阴脉，时浮滑而长，此谓阴中伏阳也。重阳者狂，重阴者癫。脱阳者见鬼，脱阴者目盲。

二十一难　经言：人形病、脉不病曰生；脉病、形不病曰死。何谓也？

然。人形病、脉不病，非有不病者也，谓息数不应脉数也，此大法。

第二篇　经　络

二十二难　经言：脉有是动，有所生病。一脉变为二病者，何也？

然。经言是动者，气也；所生病者，

血也。邪在气，气为是动；邪在血，血为所生病也。气主呴之，血主濡之。气留而不行者，为气先病也；血壅而不濡者，为血后病也。故先为是动，后所生病也。

二十三难　手足三阴三阳，脉之度数，可晓以不？

然。手三阳之脉，从手至头，长五尺，五六合三丈。手三阴之脉，从手至胸中，长三尺五寸，三六一丈八尺，五六三尺，合二丈一尺。足三阳之脉，从足至头，长八尺，六八四丈八尺。足三阴之脉，从足至胸，长六尺五寸，六六三丈六尺，五六三尺，合三丈九尺。人两足蹻脉，从足至目，长七尺五寸，二七一丈四尺，二五一尺，合一丈五尺。督脉、任脉各长四尺五寸，二四八尺，二五一尺，合九尺。凡脉长十六丈二尺，此所谓经脉长短之数也。

经脉十二，络脉十五，何始何穷也？

然。经脉者，行血气，通阴阳，以荣于身者也。其始从中焦，注手太阴、阳明；

阳明注足阳明、太阴；太阴注手少阴、太阳；太阳注足太阳、少阴；少阴注手心主、少阳，少阳注足少阳、厥阴，厥阴复还注手太阴。别络十五，皆因其原，如环无端，转相灌溉，朝于寸口、人迎，以处百病，而决死生也。

经云：明知终始，阴阳定矣。何谓也？

然。终始者，脉之纪也。寸口、人迎，阴阳之气，通于朝使，如环无端，故曰始也。终者，三阴三阳之脉绝，绝则死。死各有形，故曰终也。

二十四难 手足三阴三阳气已绝，何以为候？可知其吉凶不？

然。足少阴气绝即骨枯。少阴者，冬脉也，伏行而温于骨髓。故骨髓不温即肉不着骨；骨肉不相亲即肉濡而却；肉濡而却，故齿长而枯，发无润泽。无润泽者，骨先死。戊日笃，己日死。

足太阴气绝则脉不荣其口唇。口唇者，肌肉之本也。脉不荣则肌肉不滑泽；肌肉不滑泽则人中满；人中满则唇反；唇反则肉先死。甲日笃，乙日死。

足厥阴气绝即筋缩引卵与舌卷。厥阴者，肝脉也。肝者，筋之合也。筋者聚于阴器而络于舌本。故脉不荣则筋缩急；筋缩急即引卵与舌。故舌卷卵缩，此筋先死。庚日笃，辛日死。

手太阴气绝即皮毛焦。太阴者，肺也，行气温于皮毛者也。气弗荣则皮毛焦；皮毛焦则津液去；津液去即皮节伤；皮节伤则皮枯毛折；毛折者则毛先死。丙日笃，丁日死。

手少阴气绝则脉不通；脉不通则血不流；血不流则色泽去。故面色黑如黧，此血先死。壬日笃，癸日死。

三阴气俱绝者则目眩转、目瞑。目瞑者，为失志；失志者，则志先死。死即目瞑也。

六阳气俱绝者则阴与阳相离。阴阳相离，则腠理泄，绝汗乃出，大如贯珠，转出不流，即气先死。旦占夕死，夕占旦死。

二十五难　有十二经，五脏六腑十一耳，其一经者，何等经也？

然。一经者，手少阴与心主别脉也，心主与三焦为表里，俱有名而无形，故言经有十二也。

二十六难　经有十二，络有十五，余三络者，是何等络也？

然。有阳络，有阴络，有脾之大络。阳络者，阳跷之络也。阴络者，阴跷之络也。故络有十五焉。

二十七难　脉有奇经八脉者，不拘于十二经，何也？

然。有阳维，有阴维，有阳跷，有阴跷，有冲，有督，有任，有带之脉。凡此八脉者，皆不拘于经，故曰奇经八脉也。

经有十二，络有十五，凡二十七气，相随上下，何独不拘于经也？

然。圣人图设沟渠，通利水道，以备不然。天雨降下，沟渠溢满，当此之时，

霡霈妄作，圣人不能复图也。此络脉满溢，
诸经不能复拘也。

二十八难　其奇经八脉者，既不拘于
十二经，皆何起何继也？

然。督脉者，起于下极之俞，并于脊
里，上至风府，入属于脑。任脉者，起于
中极之下，以上毛际，循腹里，上关元，
至喉咽。冲脉者，起于气冲，并足阳明之
经，夹脐上行，至胸中而散也。带脉者，
起于季胁，回身一周。阳跷脉者，起于跟
中，循外踝上行，入风池。阴跷脉者，亦
起于跟中，循内踝上行，至咽喉，交贯冲
脉。阳维阴维者，维络于身，溢畜不能环
流灌溉诸经者也。故阳维起于诸阳会也，
阴维起于诸阴交也。比于圣人图设沟渠，
沟渠满溢，流于深湖，故圣人不能拘通也。
而人脉隆盛，入于八脉而不环周，故十二
经亦不能拘之，其受邪气，畜则肿热，砭
射之也。

二十九难　奇经之为病何如？

然。阳维维于阳，阴维维于阴。阴阳不能自相维，则怅然失志，溶溶不能自收持。阳维为病苦寒热；阳维为病苦心痛。阴跷为病，阳缓而阴急；阳跷为病，阴缓而阳急。冲之为病，逆气而里急。督之为病，脊强而厥。任之为病，其内苦结，男子为七疝，女子为瘕聚。带之为病，腹满，腰溶溶若坐水中。此奇经八脉之为病也。

第三篇 脏 腑

三十难 荣气之行，常与卫气相随不？

然。经言：人受气于谷，谷入于胃，乃传与五脏六腑，五脏六腑皆受于气。其清者为荣，浊者为卫；荣行脉中，卫行脉外；营周不息，五十而复大会；阴阳相贯，如环之无端，故知荣卫相随也。

三十一难 三焦者，何禀何生？何始何终？其治常在何许？可晓以不？

然。三焦者，水谷之道路，气之所终

始也。上焦者，在心下，下膈，在胃上口，主内而不出。其治在膻中，玉堂下一寸六分，直两乳间陷者是。中焦者，在胃中脘，不上不下，主腐熟水谷，其治在脐傍。下焦者，当膀胱上口，主分别清浊，主出而不内，以传道也。其治在脐下一寸，故名曰三焦，其府在气街。

三十二难 五脏俱等，而心肺独在膈上者，何也？

然。心者血，肺者气。血为荣，气为卫；相随上下，谓之荣卫。通行经络，营周于外，故令心肺在膈上也。

三十三难 肝青象木，肺白象金。肝得水而沉，木得水而浮；肺得水而浮，金得水而沉。其意何也？

然。肝者，非为纯木也，乙角也，庚之柔。大言阴与阳，小言夫与妇。释其微阳，而吸其微阴之气，其意乐金。又行阴道多，故令肝得水而沉也。肺者，非为纯金也，辛商也，丙之柔。大言阴与阳，小言夫与妇。释其微阴，婚而就火，其意乐火，又行阳道多，故令肺得水而浮也。肺熟而复沉，肝熟而复浮者，何也？故知辛当归庚，乙当归甲也。

三十四难 五脏各有声、色、臭、味、液，皆可晓知以不？

然。《十变》言：肝色青，其臭臊，其味酸，其声呼，其液泣；心色赤，其臭焦，其味苦，其声言，其液汗；脾色黄，其臭香，其味甘，其声歌，其液涎；肺色白，其臭腥，其味辛，其声哭，其液涕；肾色黑，其臭腐，其味咸，其声呻，其液唾。是五脏声、色、臭、味、液也。

五脏有七神，各何所藏耶？

然。脏者，人之神气所舍藏也。故肝藏魂，肺藏魄，心藏神，脾藏意与智，肾藏精与志也。

三十五难 五脏各有所腑，皆相近，而心肺独去大肠、小肠远者，何也？

然。经言：心荣肺卫，通行阳气，故

居在上；大肠、小肠传阴气而下，故居在下。所以相去而远也。

又诸腑者，皆阳也，清净之处。今大肠、小肠、胃与膀胱，皆受不净，其意何也？

然。诸腑者，谓是，非也。经言：小肠者，受盛之腑也；大肠者，传泻行道之腑也；胆者，清净之腑也；胃者，水谷之腑也；膀胱者，津液之腑也。一腑犹无两名，故知非也。小肠者，心之腑；大肠者，肺之腑；胆者，肝之腑；胃者，脾之腑；膀胱者，肾之腑。小肠谓赤肠，大肠谓白肠，胆者谓青肠，胃者谓黄肠，膀胱者谓黑肠，下焦之所治也。

三十六难 脏各有一耳，肾独有两者，何也？

然。肾两者，非皆肾也，其左者为肾，右者为命门。命门者，诸神精之所舍，原气之所系也；男子以藏精，女子以系胞。故知肾有一也。

三十七难 五脏之气，于何发起，通于何许，可晓以不？

然。五脏者，常内阅于上七窍也。故肺气通于鼻，鼻和则知香臭矣；肝气通于目，目和则知黑白矣；脾气通于口，口和则知谷味矣；心气通于舌，舌和则知五味矣；肾气通于耳，耳和则知五音矣。五脏不和，则七窍不通；六腑不和，则留结为痈。邪在六腑，则阳脉不和；阳脉不和，则气留之；气留之，则阳脉盛矣。邪在五脏，则阴脉不和；阴脉不和，则血留之；血留之，则阴脉盛矣。阴气太盛，则阳气不得相营也，故曰格。阳气太盛，则阴气不得相营也，故曰关。阴阳俱盛，不得相营也，故曰关格。关格者，不得尽其命而死矣。

经言气独行于五脏，不营于六腑者，何也？

然。夫气之所行也，如水之流，不得息也。故阴脉营于五脏，阳脉营于六腑，如环无端，莫知其纪，终而复始，其不覆溢，人气内温于脏腑，外濡于腠理。

三十八难 脏唯有五，腑独有六者，何也？

然。所以腑有六者，谓三焦也。有原气之别焉，主持诸气，有名而无形，其经属手少阳，此外腑也，故言腑有六焉。

三十九难 经言腑有五，脏有六者，何也？

然。六腑者，正有五腑也。五脏亦有六脏者，谓肾有两脏也。其左为肾，右为命门。命门者，精神之所舍也；男子以藏精，女子以系胞，其气与肾通。故言脏有六也。

腑有五者，何也？

然。五脏各一腑，三焦亦是一腑，然不属于五脏，故言腑有五焉。

四十难 经言：肝主色，心主臭，脾主味，肺主声，肾主液。鼻者，肺之候，而反知香臭；耳者，肾之候，而反闻声。其意何也？

然。肺者，西方金也，金生于巳。巳者南方火，火者心，心主臭，故令鼻知香臭；肾者，北方水也，水生于申。申者西方金，金者肺，肺主声，故令耳闻声。

四十一难　肝独有两叶，以何应也？

然。肝者，东方木也，木者，春也。万物始生，其尚幼小，意无所亲，去太阴尚近，离太阳不远，犹有两心，故有两叶，亦应木叶也。

四十二难　人肠胃长短，受水谷多少，各几何？

然。胃大一尺五寸，径五寸，长二尺六寸，横屈受水谷三斗五升，其中常留谷二斗，水一斗五升。小肠大二寸半，径八分分之少半，长三丈二尺，受谷二斗四升，水六升三合合之大半。回肠大四寸，径一寸半，长二丈一尺，受谷一斗，水七升半。广肠大八寸，径二寸半，长二尺八寸，受谷九升三合八分合之一。故肠胃凡长五丈八尺四寸，合受水谷八斗七升六合八分合之一，此肠胃长短，受水谷之数也。

肝重四斤四两，左三叶，右四叶，凡七叶，主藏魂。心重十二两，中有七孔三毛，盛精汁三合，主藏神。脾重二斤三两，扁广三寸，长五寸，有散膏半斤，主裹血，温五脏，主藏意。肺重三斤三两，六叶两耳，凡八叶，主藏魄。肾有两枚，重一斤一两，主藏志。

胆在肝之短叶间，重三两三铢，盛精汁三合。胃重二斤二两，纡曲屈伸，长二尺六寸，大一尺五寸，径五寸，盛谷二斗，水一斗五升。小肠重二斤十四两，长三丈二尺，广二寸半，径八分分之少半，左回叠积十六曲，盛谷二斗四升，水六升三合合之大半。大肠重二斤十二两，长二丈一尺，广四寸，径一寸，当脐右回十六曲，盛谷一斗，水七升半。膀胱重九两二铢，纵广九寸，盛溺九升九合。

口广二寸半，唇至齿，长九分。齿以后至会厌，深三寸半，大容五合。舌重十两，长七寸，广二寸半。咽门重十二两，广二寸半，至胃长一尺六寸。喉咙重十二两，广二寸，长一尺二寸，九节。肛门重十二两，大八寸，径二寸大半，长二尺八寸，受谷九升三合八分合之一。

四十三难　人不食饮七日而死者，何也？

然。人胃中当有留谷二斗，水一斗五升。故平人日再至圊，一行二升半，一日中五升，七日五七三斗五升，而水谷尽矣。故平人不食饮七日而死者，水谷津液俱尽，即死矣。

四十四难　七冲门何在？

然。唇为飞门，齿为户门，会厌为吸门，胃为贲门，太仓下口为幽门，大肠、小肠会为阑门，下极为魄门，故曰七冲门也。

四十五难　经言八会者，何也？

然。腑会太仓、脏会季胁，筋会阳陵泉，髓会绝骨，血会膈俞，骨会大杼，脉会太渊，气会三焦外一筋直两乳内也。热病在内者，取其会之气穴也。

四十六难 老人卧而不寐，少壮寐而不寤者，何也？

然。经言：少壮者，血气盛，肌肉滑，气道通，荣卫之行不失于常，故昼日精，夜不寤也。老人血气衰，肌肉不滑，荣卫之道涩，故昼日不能精，夜不得寐也，故知老人不得寐也。

四十七难 人面独能耐寒者，何也？

然。人头者，诸阳之会也。诸阴脉皆至颈、胸中而还，独诸阳脉皆上至头耳，故令面耐寒也。

第四篇　疾　病

四十八难 人有三虚三实，何谓也？

然。有脉之虚实，有病之虚实，有诊之虚实也。脉之虚实者，濡者为虚，牢者为实。病之虚实者，出者为虚，入者为实；

言者为虚，不言者为实；缓者为虚，急者
为实。诊之虚实者，痒者为虚，痛者为实；
外痛内快，为外实内虚，内痛外快，为内
实外虚。故曰虚实也。

四十九难 有正经自病，有五邪所伤，
何以别之？

然。忧愁思虑则伤心；形寒饮冷则伤
肺；恚怒气逆、上而不下则伤肝；饮食劳
倦则伤脾；久坐湿地、强力入水则伤肾。
是正经之自病也。

何谓五邪？

然。有中风，有伤暑，有饮食劳倦，
有伤寒，有中湿，此之谓五邪。

假令心病，何以知中风得之？

然。其色当赤。何以言之？肝主色，
自入为青，入心为赤，入脾为黄，入肺为
白，入肾为黑。肝为心邪，故知当赤色。
其病身热，胁下满痛，其脉浮大而弦。

何以知伤暑得之？

然。当恶臭。何以言之？心主臭，自

入为焦臭，入脾为香臭，入肝为臊臭，入肾为腐臭，入肺为腥臭。故知心病伤暑得之，当恶臭，其病身热而烦，心痛。其脉浮大而散。

何以知饮食劳倦得之？

然。当喜苦味也。虚为不欲食，实为欲食。何以言之？脾主味，入肝为酸，入心为苦，入肺为辛，入肾为咸，自入为甘。故知脾邪入心，为喜苦味也。其病身热而体重嗜卧，四肢不收。其脉浮大而缓。

何以知伤寒得之？

然。当谵言妄语。何以言之？肺主声，入肝为呼，入心为言，入脾为歌，入肾为呻，自入为哭，故知肺邪入心，为谵言妄语也。其病身热，洒洒恶寒，甚则喘咳。其脉浮大而涩。

何以知中湿得之？

然。当喜汗出不可止。何以言之？肾主湿，入肝为泣，入心为汗，入脾为涎，入肺为涕，自入为唾。故知肾邪入心，为

汗出不可止也。其病身热而小腹痛，足胫
寒而逆。其脉沉濡而大。此五邪之法也。

五十难 病有虚邪，有实邪，有贼邪，
有微邪，有正邪，何以别之？

然。从后来者为虚邪，从前来者为实
邪，从所不胜来者为贼邪，从所胜来者为
微邪，自病者为正邪。何以言之？假令心
病，中风得之为虚邪，伤暑得之为正邪，
饮食劳倦得之为实邪，伤寒得之为微邪，
中湿得之为贼邪。

五十一难 病有欲得温者，有欲得寒
者，有欲得见人者，有不欲得见人者，而
各不同，病在何脏腑也？

然。病欲得寒，而欲见人者，病在腑
也；病欲得温，而不欲见人者，病在脏也。
何以言之？腑者，阳也，阳病欲得寒，又
欲见人；脏者，阴也，阴病欲得温，又欲
闭户独处，恶闻人声，故以别知脏腑之病
也。

五十二难 腑脏发病，根本等不？

然。不等也。其不等奈何？

然。脏病者，止而不移，其病不离其处；腑病者，仿佛贲响，上下行流，居处无常。故以此知脏腑根本不同也。

五十三难 经言：七传者死，间脏者生。何谓也？

然。七传者，传其所胜也。间脏者，传其子也。何以言之？假令心病传肺，肺传肝，肝传脾，脾传肾，肾传心，一脏不再伤，故言七传者死也。间脏者，传其所生也。假令心病传脾，脾传肺，肺传肾，肾传肝，肝传心，是母子相传，竟而复始，如环无端，故曰生也。

五十四难 脏病难治，腑病易治，何谓也？

然。脏病所以难治者，传其所胜也；腑病易治者，传其子也。与七传间脏同法也。

五十五难 病有积、有聚，何以别之？

然。积者，阴气也；聚者，阳气也。故阴沉而伏，阳浮而动。气之所积名曰积，气之所聚名曰聚。故积者，五脏所生；聚者，六腑所成也。积者，阴气也，其始发有常处，其痛不离其部，上下有所终始，左右有所穷处；聚者，阳气也，其始发无根本，上下无所留止，其痛无常处，谓之聚。故以是别知积聚也。

五十六难 五脏之积，各有名乎？以何月何日得之？

然。肝之积，名曰肥气，在左胁下，如覆杯，有头足。久不愈，令人发咳逆、疟疾，连岁不已，以季夏戊己日得之。何以言之？肺病传于肝，肝当传脾，脾季夏适王。王者不受邪，肝复欲还肺，肺不肯受，故留结为积。故知肥气以季夏戊己日得之。

心之积，名曰伏梁，起脐上，大如臂，上至心下。久不愈，令人病烦心，以秋庚辛日得之。何以言之？肾病传心，心当传肺，肺以秋适王，王者不受邪，心复欲还肾，肾不肯受，故留结为积。故知伏梁以秋庚辛日得之。

脾之积，名曰痞气，在胃脘，覆大如盘。久不愈，令人四肢不收，发黄疸，饮食不为肌肤。以冬壬癸日得之。何以言之？肝病传脾，脾当传肾，肾以冬适王，王者不受邪，脾复欲还肝，肝不肯受，故留结为积。故知痞气以冬壬癸日得之。

肺之积，名曰息贲，在右胁下，覆大如杯。久不已，令人洒淅寒热，喘咳，发肺壅。以春甲乙日得之。何以言之？心病传肺，肺当传肝，肝以春适王，王者不受邪，肺复欲还心，心不肯受，故留结为积。故知息贲以春甲乙日得之。

肾之积，名曰贲豚，发于少腹，上至心下，若豚状，或上或下无时。久不已，令人喘逆，骨痿，少气。以夏丙丁日得之。何以言之？脾病传肾，肾当传心，心以夏适王，王者不受邪，肾复欲还脾，脾不肯受，故留结为积。故知贲豚以夏丙丁日得之。此五积之要法也。

五十七难 泄凡有几，皆有名不？

然。泄凡有五，其名不同。有胃泄，有脾泄，有大肠泄，有小肠泄，有大瘕泄，名曰后重。胃泄者，饮食不化，色黄。脾泄者，腹胀满，泄注，食即呕吐逆。大肠泄者，食已窘迫，大便色白，肠鸣切痛。小肠泄者，溲而便脓血，少腹痛。大瘕泄者，里急后重，数至圊而不能便，茎中痛，此五泄之要法也。

五十八难 伤寒有几，其脉有变不？

然。伤寒有五，有中风，有伤寒，有湿温，有热病，有温病，其所苦各不同。中风之脉，阳浮而滑，阴濡而弱；湿温之脉，阳濡而弱，阴小而急；伤寒之脉，阴阳俱盛而紧涩；热病之脉，阴阳俱浮，浮之而滑，沉之散涩；温病之脉，行在诸经，不知何经之动也，各随其经所在而取之。

伤寒有汗出而愈，下之而死者；有汗出而死，下之而愈者，何也？

然。阳虚阴盛，汗出而愈，下之即死；

阳盛阴虚，汗出而死，下之而愈。

寒热之病，候之如何也？

然。皮寒热者，皮不可近席，毛发焦，鼻槁，不得汗；肌寒热者，皮肤痛，唇舌槁，无汗；骨寒热者，病无所安，汗注不休，齿本槁痛。

五十九难 狂癫之病，何以别之？

然。狂疾之始发，少卧而不饥，自高贤也，自辨智也，自倨贵也，妄笑，好歌乐，妄行不休是也。癫疾始发，意不乐，直视僵仆，其脉三部阴阳俱盛是也。

六十难 头心之病有厥痛，有真痛，何谓也？

然。手三阳之脉，受风寒，伏留而不去者，则名厥头痛；入连在脑者，名真头痛。其五脏气相干，名厥心痛；其痛甚，但在心，手足青者，即名真心痛。其真心痛者，旦发夕死，夕发旦死。

六十一难 经言：望而知之谓之神，闻而知之谓之圣，问而知之谓之工，切脉而知之谓之巧。何谓也？

　　然。望而知之者，望见其五色以知其病，闻而知之者，闻其五音以别其病。问而知之者，问其所欲五味，以知其病所起所在也。切脉而知之者，诊其寸口，视其虚实，以知其病，病在何脏腑也。经言以外知之曰圣，以内知之曰神，此之谓也。

第五篇　腧　穴

　　六十二难　脏井荥有五，腑独有六者，何谓也？

　　然。腑者，阳也，三焦行于诸阳，故置一俞，名曰原。腑有六者，亦与三焦共一气也。

　　六十三难　《十变》言五脏六腑荥合，皆以井为始者，何也？

　　然。井者，东方春也，万物之始生。诸蚑行喘息，蜎飞蠕动，当生之物，莫不以春生。故岁数始于春，日数始于甲，故以井为始也。

六十四难 《十变》又言：阴井木，阳井金；阴荥火，阳荥水；阴俞土，阳俞木；阴经金，阳经火；阴合水，阳合土。阴阳皆不同，其意何也？

然。是刚柔之事也。阴井乙木，阳井庚金。阳井庚，庚者，乙之刚也；阴井乙，乙者，庚之柔也。乙为木，故言阴井木也；庚为金，故言阳井金也。余皆仿此。

六十五难 经言：所出为井，所入为合。其法奈何？

然。所出为井，井者，东方春也，万物之始生，故言所出为井也。所入为合，合者，北方冬也，阳气入藏，故言所入为合也。

六十六难 经言：肺之原，出于太渊；心之原，出于大陵；肝之原，出于太冲；脾之原，出于太白；肾之原，出于太溪；少阴之原，出于兑骨；胆之原，出于丘墟；胃之原，出于冲阳；三焦之原，出于阳池；

膀胱之原，出于京骨；大肠之原，出于合谷；小肠之原，出于腕骨。十二经皆以俞为原者，何也？

然。五脏俞者，三焦之所行，气之所留止也。

三焦所行之俞为原者，何也？

然。脐下肾间动气者，人之生命也，十二经之根本也，故名曰原。三焦者，原气之别使也，主通行三气，经历于五脏六腑。原者，三焦之尊号也，故所止辄为原。五脏六腑之有病者，皆取其原也。

六十七难　五脏募皆在阴，而俞在阳者，何谓也？

然。阴病行阳，阳病行阴，故令募在阴，俞在阳。

六十八难　五脏六腑，皆有井、荥、俞、经、合，皆何所主？

然。经言所出为井，所流为荥，所注为俞，所行为经，所入为合。井主心下满，荥主身热，俞主体重节痛，经主喘咳寒热，

合主逆气而泄。此五脏六腑井、荥、俞、
经、合所主病也。

第六篇 针 法

六十九难 经言：虚者补之，实者泻
之，不虚不实，以经取之。何谓也？

然。虚者补其母，实者泻其子，当先
补之，然后泻之。不虚不实，以经取之者，
是正经自生病，不中他邪也，当自取其经，
故言以经取之。

七十难 春夏刺浅，秋冬刺深者，何
谓也？

然。春夏者，阳气在上，人气亦在上，
故当浅取之；秋冬者，阳气在下，人气亦
在下，故当深取之。

春夏各致一阴，秋冬各致一阳者，何
谓也？

然。春夏温，必致一阴者，初下针，
沉之至肾肝之部，得气，引持之阴也。秋

冬寒，必致一阳者，初内针，浅而浮之至心肺之部，得气，推内之阳也。是谓春夏必致一阴，秋冬必致一阳。

七十一难　经言：刺荣无伤卫，刺卫无伤荣。何谓也？

然。针阳者，卧针而刺之；刺阴者，先以左手摄按所针荥俞之处，气散乃内针。是谓刺荣无伤卫，刺卫无伤荣也。

七十二难　经言：能知迎随之气，可令调之；调气之方，必在阴阳。何谓也？

然。所谓迎随者，知荣卫之流行，经脉之往来也。随其逆顺而取之，故曰迎随。调气之方，必在阴阳者，知其内外表里，随其阴阳而调之，故曰：调气之方，必在阴阳。

七十三难　诸井者，肌肉浅薄，气少，不足使也，刺之奈何？

然。诸井者，木也；荥者，火也。火者木之子。当刺井者，以荥泻之。故经言：补者不可以为泻，泻者不可以为补。此之谓也。

七十四难 经言春刺井，夏刺荥，季夏刺俞，秋刺经，冬刺合者，何谓也？

然。春刺井者，邪在肝；夏刺荥者，邪在心；季夏刺俞者，邪在脾；秋刺经者，邪在肺，冬刺合者邪在肾。

其肝、心、脾、肺、肾，而系于春、夏、秋、冬者，何也？

然。五脏一病，辄有五也。假令肝病，色青者肝也，臊臭者肝也，喜酸者肝也，喜呼者肝也，喜泣者肝也。其病众多，不可尽言也。四时有数，而并系于春、夏、秋、冬者也。针之要妙，在于秋毫者也。

七十五难 经言：东方实，西方虚；泻南方，补北方。何谓也？

然。金、木、水、火、土，当更相平。东方木也，西方金也。木欲实，金当平之；火欲实，水当平之；土欲实，木当平之；金欲实，火当平之；水欲实，土当平之。东方肝也，则知肝实；西方肺也，则知肺虚。泻南方火，补北方水。南方火，火者，木之子也；北方水，水者，木之母也。水胜火，子能令母实，母能令子虚。故泻火补水，欲令金得平木也。经曰：不能治其虚，何问其余。此之谓也。

七十六难 何谓补泻？当补之时，何所取气？当泻之时，何所置气？

然。当补之时，从卫取气；当泻之时，从荣置气。其阳气不足，阴气有余，当先补其阳，而后泻其阴；阴气不足，阳气有余，当先补其阴，而后泻其阳。荣卫通行，此其要也。

七十七难 经言上工治未病，中工治已病者，何谓也？

然。所谓治未病者，见肝之病，则知肝当传之与脾，故先实其脾气，无令得受肝之邪，故曰治未病焉。中工者，见肝之病，不晓相传，但一心治肝，故曰治已病也。

七十八难 针有补泻，何谓也？

然。补泻之法，非必呼吸出内针也。知为针者，信其左；不知为针者，信其右。当刺之时，先以左手压按所针荥俞之处，弹而努之，爪而下之，其气之来，如动脉之状，顺针而刺之。得气，因推而内之，是谓补；动而伸之，是谓泻。不得气，乃与男外女内；不得气，是谓十死不治也。

七十九难 经言：迎而夺之，安得无虚？随而济之，安得无实？虚之与实，若得若失；实之与虚，若有若无。何谓也？

然。迎而夺之者，泻其子也；随而济之者，补其母也。假令心病，泻手心主俞，是谓迎而夺之者也；补手心主井，是谓随而济之者也。所谓实之与虚者，牢濡之意也。气来实牢者为得，濡虚者为失，故曰若得若失也。

八十难 经言有见如入，有见如出者，何谓也？

然。所谓有见如入，有见如出者，谓左手见气来至，乃内针，针入见气尽，乃出针。是谓有见如入，有见如出也。

八十一难　经言：无实实虚虚，损不足而益有余，是寸口脉耶？将病自有虚实耶？其损益奈何？

然。是病非谓寸口脉也，谓病自有虚实也。假令肝实而肺虚，肝者木也，肺者金也，金木当更相平，当知金平木。假令肺实而肝虚，微少气，用针不补其肝，而反重实其肺，故曰实实虚虚，损不足而益有余，此者中工之所害也。

神农本草经

总　论

上药一百二十种，为君，主养命以应天，无毒，多服、久服不伤人，欲轻身益气，不老延年者，本上经。

中药一百二十种，为臣，主养性以应人，无毒有毒，斟酌其宜，欲遏病补羸者，本中经。

下药一百二十五种，为佐使，主治病以应地，多毒，不可久服，欲除寒热邪气、破积聚、愈疾者，本下经。

药有君臣佐使，以相宣摄合和，宜用一君、二臣、三佐、五使，又可一君、三臣、九佐使也。

药有阴阳配合，子母兄弟，根茎花实，

草石骨肉。有单行者，有相须者，有相使者，有相畏者，有相恶者，有相反者，有相杀者。凡此七情和合，时之当用，相须相使者良，勿用相恶相反者。若有毒宜制，可用相畏相杀者。不尔，勿合用也。

药有酸、咸、甘、苦、辛五味，又有寒、热、温、凉四气，及有毒无毒，阴干暴干，采造时月，生熟土地所出，真伪陈新，并各有法。

药性有宜丸者，宜散者，宜水煮者，宜酒渍者，宜膏煎者，亦有一物兼宜者，亦有不可入汤酒者，并随药性，不得违越。

欲治病，先察其原，先候病机。五脏未虚，六腑未竭，血脉未乱，精神未散，服药必活。若病已成，可得半愈。病势已过，命将难全。

若用毒药治病，先起如黍粟，病去即止。不去，倍之；不去，十之。取去为度。

治寒以热药，治热以寒药。饮食不消，以吐下药。鬼注蛊毒，以毒药。痈肿疮瘤，以疮药。风湿，以风湿药。各随其所宜。

病在胸膈以上者，先食后服药。病在心腹以下者，先服药而后食。病在四肢血脉者，宜空腹而在旦。病在骨髓者，宜饱满而在夜。

夫大病之主，有中风、伤寒、寒热、温疟、中恶、霍乱、大腹、水肿、肠澼下利、大小便不通、奔豚、上气、咳逆、呕吐、黄疸、消渴、留饮、癖食、坚积癥瘕、惊邪、癫痫、鬼注、喉痹、齿痛、耳聋、目盲、金创、踒折、痈肿、恶疮、痔瘘、瘿瘤、男子五劳七伤、虚乏羸瘦，女子带下崩中、血闭阴蚀，虫蛇蛊毒所伤，此大略宗兆。其间变动枝叶，各宜依端绪以取之。

上　经

丹沙，味甘微寒。主身体五脏百病，养精神，安魂魄，益气明目，杀精魅邪恶鬼。久服通神明，不老。能化为汞。生山谷。

云母，味甘平。主身皮死肌，中风寒热，如在车船上。除邪气，安五脏，益子精，明目。久服轻身延年。一名云珠，一名云花，一名云英，一名云液，一名云沙，一名磷石。生山谷。

玉泉，味甘平。主五脏百病。柔筋强骨，安魂魄，长肌肉，益气。久服耐寒暑，不饥渴，不老神仙。人临死服五斤，死三年色不变。一名玉札。生山谷。

石钟乳，味甘温。主咳逆上气，明目益精，安五脏，通百节，利九窍，下乳汁。生山谷。

涅石，味酸寒。主寒热泄利，白沃阴蚀，恶疮目痛，坚筋骨齿。炼饵服之，轻身不老，增年。一名羽涅。生山谷。

硝石，味苦寒。主五脏积热，胃胀闭。涤去蓄结饮食，推陈致新，除邪气。炼之如膏，久服轻身。一名芒硝。生山谷。

朴硝，味苦寒。主百病，除寒热邪气，逐六腑积聚、结固留癖。能化七十二种石。炼饵服之，轻身神仙。生山谷。

滑石，味甘寒。主身热泄澼，女子乳难，癃闭，利小便，荡胃中积聚寒热，益精气。久服轻身耐饥，长年。生山谷。

石胆，味酸寒。主明目，目痛，金创，诸痫痉，女子阴蚀痛，石淋，寒热，崩中下血，诸邪毒气，令人有子。炼饵服之，不老，久服增寿神仙。能化铁为铜，成金银。一名毕石。生山谷。

空青，味甘寒。主眚盲耳聋，明目，利九窍，通血脉，养精神。久服轻身，延年不老。能化铜、铁、铅、锡作金。生山谷。

曾青，味酸小寒。主目痛，止泪，出风痹，利关节，通九窍，破癥坚积聚。久服轻身不老。能化金铜。生山谷。

禹余粮，味甘寒。主咳逆寒热、烦满、下赤白、血闭癥瘕、大热。炼饵服之不饥，轻身延年。生池泽及山岛中。

太一禹余粮，味甘平。主咳逆上气、癥瘕、血闭、漏下，除邪气。久服耐寒暑，不饥，轻身，飞行千里，神仙。一名石脑。生山谷。

白石英，味甘微温。主消渴，阴痿，不足，咳逆，胸膈间久寒。益气，除风湿痹。久服轻身长年。生山谷。

紫石英，味甘温。主心腹咳逆、邪气，补不足，女子风寒在子宫，绝孕十年无子。久服温中，轻身延年。生山谷。

青石、赤石、黄石、白石、黑石脂等，味甘平。主黄疸、泄利、肠澼脓血、阴蚀、下血赤白、邪气、痈肿、疽痔、恶疮、头疡、疥瘙。久服补髓益气，肥健不饥，轻身延年。五石脂，各随五色补五脏。生山谷中。

白青，味甘平。主明目，利九窍，耳聋，心下邪气。令人吐，杀诸毒、三虫。久服通神明，轻身延年不老。生山谷。

扁青，味甘平。主目痛，明目，折跌，痈肿，金创不瘳。破积聚，解毒气，利精神。久服轻身不老。生山谷。

菖蒲，味辛温。主风寒湿痹，咳逆上气，开心孔，补五脏，通九窍，明耳目，出音声。久服轻身，不忘不迷，或延年。一名昌阳。生池泽。

菊花，味苦平。主风，头眩肿痛，目欲脱，泪出，皮肤死肌，恶风湿痹。久服利血气，轻身耐老延年。一名节花。生川泽及田野。

人参，味甘微寒。主补五脏，安精神，定魂魄，止惊悸，除邪气，明目，开心益智。久服轻身延年。一名人衔，一名鬼盖。生山谷。

天门冬，味苦平。主诸暴风湿偏痹，强骨髓，杀三虫，去伏尸。久服轻身，益气延年。一名颠勒。生山谷。

甘草，味甘平。主五脏六腑寒热邪气，坚筋骨，长肌肉，倍力，金创疸，解毒。

久服轻身延年。生川谷。

　　干地黄，味甘寒。主折跌绝筋，伤中，逐血痹，填骨髓，长肌肉。做汤，除寒热积聚。除痹，生者尤良。久服轻身不老。一名地髓。生川泽。

　　术，味苦温。主风寒湿痹、死肌、痉、疸，止汗除热，消食，作煎饵，久服轻身延年，不饥。一名山蓟。生山谷。

　　菟丝子，味辛平。主续绝伤，补不足，益气力，肥健。汁，去面䵟。久服明目，轻身延年。一名菟芦。生川泽。

　　牛膝，味苦平。主寒湿痿痹，四肢拘挛，膝痛不可屈伸，逐血气，伤热火烂，堕胎。久服轻身耐老。一名百倍。生川谷。

　　充蔚子，味辛微温。主明目益精，除水气。久服轻身。茎，主瘾疹痒，可作浴汤。一名益母，一名益明，一名大札。生池泽。

　　女萎，味甘平。主中风暴热，不能动摇，跌筋结肉，诸不足。久服去面黑䵟，好颜色，润泽，轻身不老。生山谷。

防葵，味辛寒。主疝瘕、肠泄，膀胱热结，溺不下，咳逆、温疟、癫痫、惊邪狂走。久服坚骨髓，益气轻身。一名梨盖。生川谷。

柴胡，味苦平。主心腹，去肠胃中结气、饮食积聚、寒热邪气，推陈致新。久服轻身，明目益精。一名地熏。生川谷。

麦门冬，味甘平。主心腹结气，伤中伤饱，胃络脉绝，羸瘦短气。久服轻身，不老不饥。生川谷及堤阪。

独活，味苦平。主风寒所击，金创止痛，贲豚、痫痉，女子疝瘕。久服轻身耐老。一名羌活，一名羌青，一名护羌使者。生川谷。

车前子，味甘寒无毒。主气癃，止痛，利水道小便，除湿痹。久服轻身耐老。一名当道。生平泽。

木香，味辛温。主邪气，辟毒疫瘟鬼，强志，主淋露。久服不梦寤魇寐。生山谷。

薯蓣，味甘温。主伤中，补虚羸，除寒热邪气，补中益气力，长肌肉。久服耳目聪明，轻身不饥，延年。一名山芋。生山谷。

薏苡仁，味甘微寒。主筋急拘挛，不可屈伸，风湿痹，下气。久服轻身益气。其根下三虫。一名解蠡。生平泽及田野。

泽泻，味甘寒。主风寒湿痹，乳难，消水，养五脏，益气力，肥健。久服耳目聪明，不饥，延年轻身，面生光，能行水上。一名水泻，一名芒芋，一名鹄泻。生池泽。

远志，味苦温。主咳逆伤中，补不足，除邪气，利九窍，益智慧，耳目聪明，不忘，强志倍力。久服轻身不老。叶名小草。一名棘菀，一名葽绕，一名细草。生川谷。

龙胆，味苦涩。主骨间寒热、惊痫邪气。续绝伤，定五脏，杀蛊毒。久服益智不忘，轻身耐老。一名陵游。生山谷。

细辛，味辛温。主咳逆、头痛脑动、

百节拘挛、风湿痹痛、死肌。久服明目，利九窍，轻身长年。一名小辛。生山谷。

石斛，味甘平。主伤中，除痹下气，补五脏虚劳、羸瘦，强阴。久服厚肠胃，轻身延年。一名林兰。生山谷。

巴戟天，味辛微温。主大风邪气，阴痿不起，强筋骨，安五脏，补中，增志益气。生山谷。

白英，味甘寒。主寒热、八疸、消渴，补中益气。久服轻身延年。一名谷菜。生山谷。

白蒿，味甘平。主五脏邪气，风寒湿痹。补中益气，长毛发，令黑。治心悬，少食常饥。久服轻身，耳目聪明，不老。生川泽。

赤箭，味辛温。主杀鬼精物，蛊毒恶气。久服益气力，长阴肥健，轻身增年。一名离母，一名鬼督邮。生川谷。

奄闾子，味苦微寒。主五脏瘀血，腹中水气，胪张留热，风寒湿痹，身体诸痛。

久服轻身延年不老。生川谷。

析蓂子，味辛微温。主明目，目痛泪出，除痹，补五脏，益精光。久服轻身不老。一名蒫析，一名大蕺，一名马辛。生山泽及道旁。

蓍实，味苦平。主益气，充肌肤，明目聪慧先知。久服不饥不老，轻身。生山谷。

赤芝，味苦平。主胸中结，益心气，补中，增慧智，不忘。久食轻身不老，延年神仙。一名丹芝。**黑芝**，味咸平。主癃，利水道，益肾气，通九窍，聪察。久食轻身不老，延年神仙。一名玄芝。**青芝**，味酸平。主明目，补肝气，安精魂，仁恕。久食轻身不老，延年神仙。一名龙芝。**白芝**，味辛平。主咳逆上气，益肺气，通利口鼻，强志意，勇悍安魄。久食轻身不老，延年神仙。一名玉芝。**黄芝**，味甘平。主心腹五邪，益脾气，安神，忠信和乐。久食轻身不老，延年神仙。一名金芝。**紫芝**，味甘温。主耳聋,利关节,保神,益精气,坚筋骨,好颜色。久服轻身,不老延年。一名木芝。生山谷。

卷柏,味辛温。主五脏邪气,女子阴中寒热痛、癥瘕、血闭、绝子。久服轻身,和颜色。一名万岁。生山谷石间。

蓝实,味苦寒。主解诸毒,杀蛊蚑、注鬼、螫毒。久服头不白,轻身。生平泽。

芎䓖,味辛温。主中风入脑、头痛、寒痹、筋挛、缓急、金创、妇人血闭无子。生川谷。

麋芜,味辛温。主咳逆,定惊气,辟邪恶,除蛊毒鬼注,去三虫。久服通神。一名薇芜。生川泽。

黄连,味苦寒。主热气、目痛、眦伤泣出、明目、肠澼、腹痛下利,妇人阴中肿痛。久服令人不忘。一名王连。生川谷。

络石,味苦温。主风热死肌,痈伤,口干舌焦,痈肿不消,喉舌肿,水浆不下。久服轻身明目,润泽好颜色,不老延年。

一名石鲮。生川谷。

蒺藜子，味苦温。主恶血，破癥结积聚、喉痹、乳难。久服长肌肉，明目轻身。一名旁通，一名屈人，一名止行，一名豺羽，一名升推。生平泽或道旁。

黄芪，味甘微温。主痈疽久败疮，排脓止痛，大风、癫疾、五痔、鼠瘘，补虚，小儿百病。一名戴糁。生山谷。

肉苁蓉，味甘微温。主五劳七伤，补中，除茎中寒热痛，养五脏，强阴，益精气，多子，妇人癥瘕。久服轻身。生山谷。

防风，味甘温，无毒。主大风、头眩痛、恶风、风邪，目盲无所见，风行周身，骨节疼痹，烦满。久服轻身。一名铜芸。生川泽。

蒲黄，味甘平。主心腹膀胱寒热，利小便，止血，消瘀血。久服轻身，益气力，延年神仙。生池泽。

香蒲，味甘平。主五脏，心下邪气，口中烂臭，坚齿、明目、聪耳。久服轻身耐劳。一名雎。生池泽。

续断，味苦微温。主伤寒，补不足，金创痈伤、折跌，续筋骨，妇人乳难。久服益气力。一名龙豆，一名属折。生山谷。

漏芦，味苦咸寒。主皮肤热、恶疮疽痔、湿痹，下乳汁。久服轻身益气，耳目聪明，不老延年。一名野兰。生山谷。

营实，味酸温。主痈疽恶疮，结肉、跌筋，败疮热气，阴蚀不瘳，利关节。一名墙薇，一名墙麻，一名牛棘。生川谷。

天名精，味甘寒。主瘀血、血瘕欲死，下血，止血，利小便。久服轻身耐老。一名麦句姜，一名虾蟆蓝，一名豕首。生川泽。

决明子，味咸平。主青盲，目淫、肤赤、白膜，眼赤痛、泪出。久服益精光，轻身。生川泽。

丹参，味苦微寒。主心腹邪气，肠鸣幽幽如走水，寒热积聚，破癥除瘕，止烦满，益气。一名却蝉草。生川谷。

茜根，味苦寒。主寒湿风痹、黄疸，补中。生川谷。

飞廉，味苦平。主骨节热，胫重酸疼。久服令人身轻。一名飞轻。生川泽。

五味子，味酸温。主益气，咳逆上气、劳伤羸瘦，补不足，强阴，益男子精。生山谷。

旋花，味甘温。主益气，去面黚黑，色媚好。其根，味辛，主腹中寒热邪气，利小便。久服不饥轻身。一名筋根花，一名金沸。生平泽。

兰草，味辛平。主利水道，杀蛊毒，辟不祥。久服益气，轻身不老，通神明。一名水香。生池泽。

蛇床子，味苦平。主妇人阴中肿痛，男子阴痿、湿痒，除痹气，利关节，癫痫恶疮。久服轻身。一名蛇米。生川谷及田野。

地肤子，味苦寒。主膀胱热，利小便，补中益精气。久服耳目聪明，轻身耐老。

一名地葵。生平泽及田野。

景天，味苦平。主大热、火疮、身热、烦邪恶气。**花**，主女人漏下赤白，轻身明目。一名戒火，一名慎火。生川谷。

茵陈，味苦平。主风湿寒热邪气，热结黄疸。久服轻身，益气耐老。生丘陵阪岸上。

杜若，味辛微温。主胸胁下逆气，温中，风入脑户，头肿痛，多涕泪出。久服益精，明目轻身。一名杜蘅。生川泽。

沙参，味苦微寒。主血积惊气，除寒热，补中，益肺气。久服利人。一名知母。生川谷。

白兔藿，味苦平。主蛇虺蜂虿，猘狗菜肉蛊毒注。一名白葛。生山谷。

徐长卿，味辛温。主鬼物百精、蛊毒、疫疾、邪恶气、温疟。久服强悍轻身。一名鬼督邮。生山谷。

石龙刍，味苦微寒。主心腹邪气、小便不利、淋闭、风湿、鬼注恶毒。久服补虚羸，轻身，耳目聪明，延年。一名龙须，一名草续断，一名龙珠。生山谷。

薇衔，味苦平。主风湿痹，历节痛，惊痫吐舌，悸气贼风，鼠瘘痈肿。一名麋衔。生川泽。

云实，味辛温。主泄利肠澼，杀虫蛊毒。去邪恶结气，止痛除热。**花**，主见鬼精物。多食令人狂走。久服轻身，通神明。生川谷。

王不留行，味苦平。主金创，止血逐痛，出刺，除风痹内寒。久服轻身耐老，增寿。生山谷。

升麻，味甘平。主解百毒，杀百老物殃鬼，辟温疾、瘴、邪蛊毒。久服不夭，轻身长年。一名周麻。生山谷。

青蘘，味甘寒。主五脏邪气，风寒湿痹，益气，补脑髓，坚筋骨。久服耳目聪明，不饥不老，增寿。巨胜苗也。生川谷。

姑活，味甘温。主大风邪气，湿痹寒痛。久服轻身益寿耐老。一名冬葵子。生川泽。

别羁，味苦微温。主风寒湿痹、身重、四肢疼酸、寒邪历节痛。生川谷。

屈草，味苦微寒。主胸胁下痛，邪气，腹间寒热阴痹。久服轻身，益气耐老。生川泽。

淮木，味苦平。主久咳上气，肠中虚羸，女子阴蚀，漏下赤白沃。一名百岁城中木。生平泽。

牡桂，味辛温。主上气咳逆、结气喉痹、吐吸，利关节，补中益气。久服通神，轻身不老。生山谷。

菌桂，味辛温。主百疾，养精神，和颜色，为诸药先聘通使。久服轻身不老，面生光华，媚好常如童子。生山谷。

松脂，味苦温。主痈疽、恶疮、头疡、白秃、疥瘙风气。安五脏，除热。久服轻身，不老延年。一名松膏，一名松肪。生山谷。

槐实，味苦寒。主五内邪气热，止涎唾，补绝伤，五痔火疮，妇人乳痕，子脏急痛。生平泽。

枸杞，味苦寒。主五内邪气，热中消渴，周痹。久服坚筋骨，轻身不老。一名杞根，一名地骨，一名枸忌，一名地辅。生平泽。

柏实，味甘平。主惊悸，安五脏，益气，除风湿痹。久服令人润泽美色，耳目聪明，不饥不老，轻身延年。生山谷。

茯苓，味甘平。主胸胁逆气，忧恚惊邪，恐悸，心下结痛，寒热烦满，咳逆，口焦舌干，利小便。久服安魂魄养神，不饥延年。一名茯菟。生山谷。

榆皮，味甘平。主大小便不通，利水道，除邪气。久服轻身不饥。其实尤良。一名零榆。生山谷。

酸枣，味酸平。主心腹寒热，邪结气聚，四肢酸疼，湿痹。久服安五脏，轻身延年。生川泽。

蘖木，味苦寒。主五脏、肠胃中结气热、黄疸、肠痔，止泄利，女子漏下赤白，阴阳蚀疮。一名檀桓。生山谷。

干漆，味辛温，无毒。主绝伤补中，续筋骨，填髓脑，安五脏，五缓六急，风寒湿痹。生漆，去长虫。久服轻身耐老。生川谷。

五加，味辛温。主心腹疝气、腹痛，益气，治躄，小儿不能行，疽疮阴蚀。一名豺漆。

蔓荆实，味苦微寒。主筋骨间寒热湿痹，拘挛。明目坚齿，利九窍，去白虫。久服轻身耐老。小荆实亦等。生山谷。

辛夷，味辛温。主五脏身体寒风、头脑痛、面䵟。久服下气，轻身明目，增年耐老。一名辛矧，一名侯桃，一名房木。生川谷。

桑上寄生，味苦平。主腰痛，小儿背强，痈肿，安胎，充肌肤，坚发齿，长须眉。其实明目，轻身通神。一名寄屑，一名寓木，一名宛童。生川谷。

杜仲，味辛平。主腰脊痛，补中，益精气，坚筋骨，强志，除阴下痒湿，小便余沥。久服轻身耐老。一名思仙。生山谷。

女贞实，味苦平。主补中，安五脏，养精神，除百疾。久服肥健，轻身不老。生川谷。

木兰，味苦寒。主身有大热在皮肤中。去面热、赤疱、酒皶，恶风癫疾，阴下痒湿。明目。一名林兰。生山谷。

蕤核，味甘温。主心腹邪气，明目，目赤、痛伤、泪出。久服轻身，益气不饥。生川谷。

橘柚，味辛温。主胸中瘕热逆气，利水谷。久服去臭，下气通神。一名橘皮。生川谷。

发髲，味苦温。主五癃，关格不通，利小便水道，治小儿痫，大人痉，仍自还神化。

龙骨，味甘平。主心腹鬼注、精物老魅、咳逆、泄利脓血、女子漏下、癥瘕坚结，小儿热气惊痫。**龙齿**，主小儿大人惊痫、癫疾、狂走，心下结气，不能喘息，诸痉。杀精物。久服轻身，通神明，延年。生川谷。

麝香，味辛温。主辟恶气，杀鬼精物，温疟、蛊毒、痫痉，去三虫。久服除邪，不梦寤魇寐。生川谷。

牛黄，味苦平。主惊痫寒热，热盛狂痉，除邪逐鬼。生平泽。

熊脂，味甘微寒。主风痹不仁、筋急，五脏腹中积聚，寒热羸瘦，头疡白秃，面皯疱。久服强志，不饥轻身。生山谷。

白胶，味甘平。主伤中劳绝，腰痛羸瘦，补中益气，妇人血闭无子，止痛安胎。久服轻身延年。一名鹿角胶。

阿胶，味甘平。主心腹内崩，劳极洒洒如疟状，腰腹痛，四肢酸疼，女子下血，安胎。久服轻身益气。一名傅致胶。

丹雄鸡，味甘微温。主女人崩中漏下，赤白沃，补虚温中，止血通神，杀毒，辟不祥。**头**，主杀鬼。东门上者尤良。**肪**，主耳聋。**肠**，主遗溺。**肶胵裹黄皮**，主泄利。**矢白**，主消渴，伤寒，寒热。**黑雌鸡**，主风寒湿痹，五缓六急，安胎。**翮羽**，主下血闭。**鸡子**，除热火疮，治痫痉，可作虎魄神物。**鸡白蠹**，肥脂。生平泽。

雁肪，味甘平。主风挛拘急，偏枯，气不通利。久服益气不饥，轻身耐老。一名鹜肪。生池泽。

石蜜，味甘平。主心腹邪气，诸惊痫痉，安五脏诸不足，益气补中，止痛解毒，除众病，和百药。久服强志轻身，不饥不老。一名石饴。生山谷。

蜂子，味甘平。主头风，除蛊毒，补虚羸伤中。久服令人光泽，好颜色，不老。**大黄蜂子**，主心腹胀满痛，轻身益气。**土蜂子**，主痈肿。一名蜚零。生山谷。

蜜蜡，味甘微温。主下利脓血，补中，续绝伤金创。益气不饥耐老。生山谷。

牡蛎，味咸平。主伤寒寒热，温疟洒洒，惊恚怒气，除拘缓、鼠瘘，女子带下赤白。久服强骨节，杀邪气，延年。一名蛎蛤。生池泽。

龟甲，味咸平。主漏下赤白，破癥瘕，痎疟，五痔阴蚀，湿痹，四肢重弱，小儿囟不合。久服轻身不饥。一名神屋。生池泽。

桑螵蛸，味咸平。主伤中、疝瘕、阴痿，益精生子，女子血闭、腰痛，通五淋，利小便水道。一名蚀肬。生桑枝上，采，蒸之。

海蛤，味苦平。主咳逆上气，喘息烦满，胸痛寒热。一名魁蛤。

文蛤，主恶疮，蚀五痔。

鳢鱼，味甘寒。主湿痹，面目浮肿，下大水。一名鲖鱼。生池泽。

鲤鱼胆，味苦寒。主目热赤痛，青盲，明目。久服强悍，益志气。生池泽。

藕实茎，味甘平。主补中养神，益气力，除百疾。久服轻身耐老，不饥延年。

一名水芝丹。生池泽。

大枣，味甘平。主心腹邪气，安中养脾，助十二经，平胃气，通九窍，补少气少津、身中不足、大惊、四肢重，和百药。久服轻身长年。**叶**覆麻黄，能出汗。生平泽。

葡萄，味甘平。主筋骨湿痹，益气倍力强志，令人肥健，耐饥忍风寒。久食轻身不老延年。可作酒。生山谷。

蓬蘽，味酸平。主安五脏，益精气，长阴令坚，强志倍力有子。久服轻身不老。一名覆盆。生平泽。

鸡头实，味甘平。主湿痹，腰脊膝痛，补中除暴疾，益精气，强志，令耳目聪明。久服轻身不饥，耐老神仙。一名雁啄实。生池泽。

胡麻，味甘平。主伤中虚羸，补五内，益气力，长肌肉，填脑髓。久服轻身不老。一名巨胜，叶名青蘘。生川泽。

麻蕡，味辛平。主五劳七伤，利五脏，下血寒气。多食令人见鬼狂走。久服通神明轻身。一名麻勃。**麻子**，味甘平。主补中益气。久服肥健，不老神仙。生川谷。

冬葵子，味甘寒。主五脏六腑，寒热羸瘦，五癃，利小便。久服坚骨，长肌肉，轻身延年。

苋实，味甘寒。主青盲，明目除邪，利大小便，去寒热。久服益气力，不饥轻身。一名马苋。

瓜蒂，味苦寒。主大水，身面四肢浮肿，下水，杀蛊毒，咳逆上气，食诸果不消，病在胸腹中，皆吐下之。生平泽。

瓜子，味甘平。主令人悦泽，好颜色，益气不饥。久服轻身耐老。一名水芝。生平泽。

苦菜，味苦寒。主五脏邪气，厌谷胃痹。久服安心益气，聪察少卧，轻身耐老。一名荼草，一名选。生川谷。

中　经

雄黄，味苦平。主寒热鼠瘘，恶疮疽痔，死肌。杀精物，恶鬼邪气，百虫毒肿，胜五兵。炼食之，轻身神仙。一名黄食石。生山谷。

石硫黄，味酸温。主妇人阴蚀，疽痔恶血，坚筋骨，除头秃，能化金、银、铜、铁奇物。生山谷。

雌黄，味辛平。主恶疮、头秃、痂疥。杀毒虫虱，身痒，邪气诸毒。炼之，久服轻身，增年不老。生山谷。

水银，味辛寒。主疥瘘、痂疡、白秃，杀皮肤中虫虱，堕胎，除热，杀金、银、铜、锡毒，熔化还复为丹。久服神仙不死。生平土。

石膏，味辛微寒。主中风寒热，心下逆气，惊喘，口干苦焦，不能息，腹中坚痛，除邪鬼，产乳，金创。生山谷。

磁石，味辛寒。主周痹风湿，肢节中痛，不可持物，洗洗酸消，除大热烦满及耳聋。一名玄石。生川谷。

凝水石，味辛寒。主身热，腹中积聚邪气，皮中如火烧烂，烦满。水饮之。久服不饥。一名白水石。生山谷。

阳起石，味咸微温。主崩中漏下，破子藏中血，癥瘕结气，寒热腹痛，无子，阴痿不起，补不足。一名白石。生山谷。

孔公孽，味辛温。主伤食不化、邪结气、恶疮、疽、瘘痔，利九窍，下乳汁。生山谷。

殷孽，味辛温。主烂伤瘀血，泄利寒热，鼠瘘癥瘕结气。一名姜石。生山谷。

铁精，平。主明目化铜。**铁落**，味辛平。主风热恶创，疡疽疮痂，疥气在皮肤中。**铁**，主坚肌耐痛。生平泽。

理石，味辛寒。主身热，利胃解烦，益精明目，破积聚，去三虫。一名立制石。生山谷。

长石，味辛寒。主身热，四肢寒厥，利小便，通血脉，明目，去翳眇，下三虫，杀蛊毒。久服不饥。一名方石。生山谷。

肤青，味辛平。主蛊毒，毒蛇、菜、肉诸毒、恶疮。生川谷。

干姜，味辛温。主胸满，咳逆上气，温中止血，出汗，逐风湿痹，肠澼下利，生者尤良。久服去臭气，通神明。生川谷。

菜耳实，味甘温。主风头寒痛、风湿周痹、四肢拘挛痛、恶肉死肌。久服益气，耳目聪明，强志轻身。一名胡菜，一名地葵。生川谷及田野。

葛根，味甘平。主消渴、身大热、呕吐、诸痹，起阴气，解诸毒。**葛谷**，主下利十岁以上。一名鸡齐根。生川谷。

栝楼根，味苦寒。主消渴，身热，烦满，大热，补虚安中，续绝伤。一名地楼。生川谷及山阴地。

苦参，味苦寒。主心腹结气、疝瘕积聚、黄疸、溺有余沥，逐水，除痈肿，补中，明目止泪。一名水槐，一名苦识。生山谷及田野。

当归，味甘温。主咳逆上气，温疟，寒热洗洗在皮肤中，妇人漏下绝子、诸恶疮疡、金创，煮饮之。一名干归。生川谷。

麻黄，味苦温。主中风、伤寒、头痛、温疟。发表出汗，去邪热气，止咳逆上气，除寒热，破癥坚积聚。一名龙沙。生川谷。

通草，味辛平。主去恶虫，除脾胃寒热，通利九窍血脉关节，令人不忘。一名附支。生山谷。

芍药，味苦平。主邪气腹痛，除血痹，破坚积寒热、疝瘕，止痛，利小便，益气。生川谷及丘陵。

蠡实，味甘平。主皮肤寒热、胃中热气、风寒湿痹，坚筋骨，令人嗜食。久服轻身。**花、叶**，去白虫。一名剧草，一名三坚，一名豕首。生川谷。

瞿麦，味苦寒。主关格、诸癃结、小便不通，出刺，决痈肿，明目去翳，破胎堕子，下闭血。一名巨句麦。生川谷。

玄参，味苦微寒。主腹中寒热积聚，女子产乳余疾，补肾气，令人目明。一名重台。生川谷。

秦艽，味苦平。主寒热邪气、寒湿风痹肢节痛，下水利小便。生山谷。

百合，味甘平。主邪气腹胀心痛，利大小便，补中益气。生川谷。

知母，味苦寒。主消渴热中，除邪气，肢体浮肿，下水，补不足，益气。一名蚔母，一名连母，一名野蓼，一名地参，一名水参，一名水浚，一名货母，一名蝭母。生川谷。

贝母，味辛平。主伤寒烦热、淋沥邪气、疝瘕、喉痹、乳难、金疮、风痉。一名空草。

白芷，味辛温。主女人漏下赤白、血闭、阴肿、寒热、风头，侵目泪出，长肌肤润泽，可作面脂。一名芳香。生川谷。

淫羊藿，味辛寒。主阴痿绝伤、茎中痛，利小便，益气力，强志。一名刚前。
生山谷。

黄芩，味苦平。主诸热黄疸、肠澼泄
利，逐水，下血闭、恶疮疽蚀火疡。一名
腐肠。生川谷。

狗脊，味苦平。主腰背强、关机缓急、
周痹、寒湿膝痛，颇利老人。一名百枝。
生川谷。

石龙芮，味苦平。主风寒湿痹、心腹
邪气，利关节，止烦满。久服轻身，明目
不老。一名鲁果能，一名地椹。生川泽石
边。

茅根，味甘寒。主劳伤虚羸，补中益
气，除瘀血、血闭寒热，利小便。其**苗**主
下水。一名兰根，一名茹根。生山谷田野。

紫菀，味苦温。主咳逆上气，胸中寒
热结气，去蛊毒痿蹶，安五脏。生山谷。

紫草，味苦寒。主心腹邪气五疸，补
中益气，利九窍，通水道。一名紫丹，一
名紫芙。生山谷。

败酱，味苦平。主暴热火疮、赤气疥瘙、疽痔、马鞍热气。一名鹿肠。生川谷。

白鲜，味苦寒。主头风、黄疸、咳逆、淋沥、女子阴中肿痛、湿痹死肌，不可屈伸，起止行步。生川谷。

酸浆，味酸平。主热烦满，定志益气，利水道。产难，吞其**实**立产。一名醋浆。生川泽。

紫参，味苦辛寒。主心腹积聚、寒热邪气，通九窍，利大小便。一名牡蒙。生山谷。

藁本，味辛温。主妇人疝瘕、阴中寒肿痛、腹中急，除风头痛，长肌肤，悦颜色。一名鬼卿，一名地新。生川谷。

石韦，味苦平。主劳热邪气，五癃闭不通，利小便水道。一名石𩇵。生山谷石上。

萆薢，味苦平。主腰背痛强，骨节风寒湿周痹，恶疮不瘳，热气。生山谷。

白薇，味苦平。主暴中风，身热肢满，忽忽不知人，狂惑邪气，寒热酸疼，温疟洗洗发作有时。生川谷。

水萍，味辛寒。主暴热身痒。下水气，胜酒，长须发，止消渴。久服轻身。一名水花。生池泽。

王瓜，味苦寒。主消渴内痹、瘀血月闭，寒热酸疼，益气愈聋。一名土瓜。生平泽。

地榆，味苦微寒。主妇人乳痓痛，七伤，带下病，止痛，除恶肉，止汗，治金创。生山谷。

海藻，味苦寒。主瘿瘤气、颈下核，破散结气，痈肿、癥瘕坚气、腹中上下鸣，下十二水肿。一名落首。生池泽。

泽兰，味苦微温。主乳妇内衄、中风余疾、大腹水肿、身面四肢浮肿、骨节中水、金创、痈肿疮脓。一名虎兰，一名龙枣。生大泽傍。

防己，味辛平。主风寒温疟，热气诸痫，除邪，利大小便。一名解离。生川谷。

款冬，味辛温。主咳逆上气、善喘喉痹、诸惊痫、寒热邪气。一名橐吾，一名颗东，一名虎须，一名菟奚。生山谷。

牡丹，味辛寒。主寒热、中风、瘈疭、痉、惊痫邪气，除癥坚，瘀血留舍肠胃，安五脏，治痈疮。一名鹿韭，一名鼠姑。生山谷。

马先蒿，味苦平。主寒热鬼注、中风湿痹、女子带下病、无子。一名马矢蒿。生川泽。

积雪草，味苦寒。主大热、恶疮痈疽，浸淫赤熛、皮肤赤、身热。生川谷。

女菀，味辛温。主风寒洗洗，霍乱泄痢，肠鸣上下无常处，惊痫，寒热百疾。生川谷或山阳。

王孙，味苦平。主五脏邪气、寒湿痹、四肢疼酸、膝冷痛。生川谷。

蜀羊泉，味苦微寒。主头秃恶疮、热气疥瘙、痂癣虫，治龋齿。生川谷。

爵床，味咸寒。主腰脊痛，不得着床，俯仰艰难，除热，可作浴汤。生山谷及田野。

假苏，味辛温。主寒热、鼠瘘、瘰疬生疮，破结聚气，下瘀血，除湿痹。一名鼠蓂。生川泽。

翘根，味甘寒。主下热气，益阴精，令人面悦，明目。久服轻身耐老。生平泽。

桑根白皮，味甘寒。主伤中、五劳六极、羸瘦、崩中脉绝，补虚益气。**叶**，主除寒热出汗。**桑耳**黑者，主女子漏下，赤白汁，血病，癥瘕积聚，腹痛阴阳寒热，无子。**五木耳**，名檽，益气不饥，轻身强志。生山谷。

竹叶，味苦平。主咳逆上气，溢筋恶疡，杀小虫。**根**，作汤，益气止渴，补虚下气。**汁**，主风痓。**实**，通神明，轻身益气。

吴茱萸，味辛温。主温中下气，止痛，咳逆寒热，除湿血痹，逐风邪，开腠理。**根**，杀三虫。一名蔱。生川谷。

栀子，味苦寒。主五内邪气，胃中热气，面赤酒疱皶鼻、白癞、赤癞、疮疡。一名木丹。生川谷。

芜荑，味辛平。主五内邪气，散皮肤、骨节中，淫淫行毒。去三虫，化食。一名无姑，一名殿塘。生川谷。

枳实，味苦寒。主大风在皮肤中，如麻豆苦痒，除寒热热结，止利，长肌肉，利五脏，益气轻身。生川泽。

厚朴，味苦温。主中风、伤寒、头痛，寒热惊气，血痹死肌，去三虫。

秦皮，味苦微寒。主风寒湿痹，洗洗寒气，除热，目中青翳白膜。久服头不白，轻身。生川谷。

秦椒，味辛温。主风邪气，温中除寒痹，坚齿长发明目。久服轻身，好颜色，耐老增年通神。生川谷。

山茱萸，味酸平。主心下邪气寒热，温中，逐寒湿痹，去三虫。久服轻身。一名蜀枣。生山谷。

紫葳，味酸微寒。主妇人产乳余疾，崩中、癥瘕、血闭、寒热、羸瘦，养胎。生川谷。

猪苓，味甘平。主痎疟，解毒蛊注不祥，利水道。久服轻身耐老。一名豭猪矢。生山谷。

白棘，味辛寒。主心腹痛、痈肿溃脓，止痛。一名棘针。生川谷。

龙眼，味甘平。主五脏邪气，安志厌食。久服强魂聪明，轻身不老，通神明。一名益智。生山谷。

松萝，味苦平。主瞋怒邪气，止虚汗头风，女子阴寒肿痛。一名女萝。生川谷。

卫矛，味苦寒。主女子崩中下血、腹满汗出，除邪，杀鬼毒蛊注。一名鬼箭。生山谷。

合欢，味甘平。主安五脏，和心志，令人欢乐无忧。久服轻身明目，得所欲。生川谷。

白马茎，味咸平。主伤中脉绝，阴不

起，强志益气，长肌肉，肥健生子。**眼**，主惊痫腹满、疟疾。当杀用之。**悬蹄**，主惊痫、痎疭、乳难，辟恶气鬼毒、蛊注不祥。生平泽。

鹿茸，味甘温。主漏下恶血、寒热惊痫，益气强志，生齿不老。**角**，主恶疮痈肿，逐邪恶气，留血在阴中。

牛角䚡，下闭血，瘀血疼痛，女人带下，下血。**髓**，补中填骨髓。久服增年。**胆**，可丸药。

羧羊角，味咸温。主青盲明目，杀疥虫，止寒泄。辟恶鬼、虎狼，止惊悸。久服安心，益气，轻身。生川谷。

牡狗阴茎，味咸平。主伤中，阴痿不起，令强热大，生子，除女子带下十二疾。一名狗精。**胆**，主明目。生平泽。

麋羊角，味咸寒。主明目益气，起阴，去恶血注下，辟蛊毒、恶鬼不祥，安心气，常不魇寐。久服强筋骨，轻身。生川谷。

犀角，味苦寒。主百毒蛊注，邪鬼瘴气。杀钩吻、鸠羽、蛇毒。除邪不迷或魇寐。久服轻身。生川谷。

燕屎，味辛平。主蛊毒鬼注，逐不祥邪气。破五癃，利小便。生平谷。

天鼠屎，味辛寒。主面痈肿，皮肤洗洗时痛，肠中血气。破寒热积聚。除惊悸。一名鼠沄，一名石肝。生山谷。

猬皮，味苦平。主五痔阴蚀，下血，赤白五色，血汁不止，阴肿痛，引腰背。酒煮杀之。生川谷。

露蜂房，味苦平。主惊痫瘈疭、寒热邪气、癫疾、鬼精蛊毒、肠痔。火熬之良。一名蜂肠。生山谷。

鳖甲，味咸平。主心腹癥瘕坚积、寒热。去痞息肉，阴蚀、痔、恶肉。生池泽。

蟹，味咸寒。主胸中邪气，热结痛，喝僻，面肿，败漆烧之致鼠。生池泽。

蚱蝉，味咸寒。主小儿惊痫、夜啼、癫病、寒热。生杨柳上。

蛴螬，味咸微温。主恶血、血瘀、痹气，破折，血在胁下坚满痛、月闭、目中淫肤，青翳，白膜。一名蟒蜥。生平泽。

乌贼鱼骨，味咸微温。主女子漏下赤白经汁、血闭、阴蚀肿痛、寒热癥瘕、无子。生池泽。

白僵蚕，味咸平。主小儿惊痫夜啼。去三虫。灭黑䵟，令人面色好，男子阴疡病。生平泽。

鮀鱼甲，味辛微温。主心腹癥瘕、伏坚积聚、寒热，女子崩中下血五色，小腹阴中相引痛，疮疥死肌。生池泽。

樗鸡，味苦平。主心腹邪气、阴痿。益精强志，生子好色，补中轻身。生川谷。

蛞蝓，味咸寒。主贼风喝僻、轶筋及脱肛、惊痫挛缩。一名陵蠡。生池泽。

石龙子，味咸寒。主五癃邪结气。破石淋，下血。利小便水道。一名蜥蜴。生川谷。

木虻，味苦平。主目赤痛，眦伤泪出，瘀血血闭，寒热酸惭无子。一名魂常。生川泽。

蜚虻，味苦微寒。主逐瘀血，破下血积、坚痞、癥瘕、寒热，通利血脉及九窍。生川谷。

蜚廉，味咸寒。主血瘀、癥坚寒热，破积聚、喉咽痹、内寒无子。生川泽。

䗪虫，味咸寒。主心腹寒热洗洗，血积癥瘕，破坚下血闭，生子大良。一名地鳖。生川泽。

伏翼，味咸平。主目瞑，明目，夜视有精光。久服令人喜乐，媚好无忧。一名蝙蝠。生川谷。

梅实，味酸平。主下气，除热烦满，安心，肢体痛，偏枯不仁死肌，去青黑痣，恶疾。生川谷。

大豆黄卷，味甘平。主湿痹、筋挛、膝痛。**生大豆**，涂痈肿。煮汁饮，杀鬼毒，止痛。**赤小豆**，主下水，排痈肿脓血。生平泽。

粟米，味咸微寒。主养肾气，去胃脾中热，益气。陈者，味苦，主胃热，消渴，利小便。

黍米，味甘温。主益气补中，多热令人烦。

蓼实，味辛温。主明目温中，耐风寒，下水气，面目浮肿、痈疡。**马蓼**，去肠中蛭虫，轻身。生川泽。

葱实，味辛温。主明目，补中不足。其茎可作汤，主伤寒寒热、出汗，中风面目肿。

薤，味辛温。主金创、创败。轻身不饥，耐老。生平泽。

水苏，味辛微温。主下气，辟口臭，去毒，辟恶。久服通神明，轻身耐老。生池泽。

下　经

石灰，味辛温。主疽疡疥瘙、热气、恶疮癞疾、死肌堕眉，杀痔虫，去黑子息肉。一名恶灰。生山谷。

矾石，味辛大热。主寒热鼠瘘、蚀疮死肌、风痹、腹中坚。一名青分石，一名立制石，一名固羊石。生山谷。

铅丹，味辛微寒。主上逆胃反，惊痫癫疾，除热下气。炼化还成九光。久服通神明。生平泽。

粉锡，味辛寒。主伏尸毒螫，杀三虫。一名解锡。**锡镜鼻**，主女子血闭，癥瘕伏肠，绝孕。生山谷。

代赭，味苦寒。主鬼注、贼风、蛊毒，杀精物恶鬼，腹中毒邪气，女子赤沃漏下。一名须丸。生山谷。

戎盐，主明目目痛，益气，坚肌骨，去毒蛊。**大盐**，令人吐。**卤盐**，味苦寒。主大热、消渴、狂烦，除邪及下蛊毒，柔肌肤。生池泽。

白垩，味苦温。主女子寒热癥瘕、目闭、积聚。生山谷。

冬灰，味辛微温。主黑子，去疣息肉，疽蚀疥瘙。一名藜灰。生川泽。

青琅玕，味辛平。主身痒、火创、痈伤、疥瘙、死肌。一名石珠。生平泽。

附子，味辛温。主风寒咳逆邪气，温中，金创，破癥坚积聚，血瘕寒湿，踒躄拘挛，膝痛不能行步。生山谷。

乌头，味辛温，有毒。主中风恶风，洗洗出汗，除寒湿痹，咳逆上气，破积聚寒热。其汁煎之，名射罔，杀禽兽。一名奚毒，一名即子，一名乌喙。生山谷。

天雄，味辛温。主大风，寒湿痹，历节痛，拘挛缓急，破积聚邪气、金创，强筋骨，轻身健行。一名白幕。生山谷。

半夏，味辛平。主伤寒寒热，心下坚，下气，喉咽肿痛，头眩胸胀，咳逆肠鸣，止汗。一名地文，一名水玉。生川谷。

虎掌，味苦温。主心痛、寒热结气、积聚伏梁、伤筋痿拘缓，利水道。生山谷。

鸢尾，味苦平。主蛊毒邪气，鬼注诸毒，破癥痕积聚，去水，下三虫。生山谷。

大黄，味苦寒。主下瘀血、血闭、寒热，破癥瘕积聚，留饮宿食，荡涤肠胃，推陈致新，通利水谷，调中化食，安和五脏。生山谷。

葶苈，味辛寒。主癥瘕积聚、结气，饮食寒热，破坚。一名大室，一名大适。生平泽及田野。

桔梗，味辛微温。主胸胁痛如刀刺，腹满肠鸣幽幽，惊恐悸气。生山谷。

莨荡子，味苦寒。主齿痛，出虫，肉痹拘急，使人健行，见鬼，多食令人狂走。久服轻身。走及奔马，强志益力通神。一名横唐。生川谷。

草蒿，味苦寒。主疥瘙痂痒、恶疮，杀虱，留热在骨节间，明目。一名青蒿，一名方溃。生川泽。

旋覆花，味咸温。主结气、胁下满、惊悸，除水，去五脏间寒热，补中下气。一名金沸草，一名盛椹。生川谷。

藜芦，味辛寒。主蛊毒、咳逆、泄痢、肠澼、头疡、疥瘙、恶疮，杀诸虫毒，去死肌。一名葱苒。生山谷。

钩吻，味辛温。主金疮乳痉、中恶风、咳逆上气、水肿，杀鬼注蛊毒。一名野葛。生山谷。

射干，味苦平。主咳逆上气，喉痹咽痛，不得消息，散急气，腹中邪逆，食饮大热。一名乌扇，一名乌蒲。生川谷。

蛇合，味苦微寒。主惊痫，寒热邪气，除热、金创、疽痔、鼠瘘、恶疮、头疡。一名蛇衔。生山谷。

恒山，味苦寒。主伤寒寒热，热发温疟，鬼毒，胸中痰结吐逆。一名互草。生川谷。

蜀漆，味辛平。主疟及咳逆、寒热，腹中癥坚痞结，结聚邪气，蛊毒鬼注。生川谷。

甘遂，味苦寒。主大腹疝瘕，腹满，面目浮肿，留饮宿食，破癥坚积聚，利水谷道。一名主田。生川谷。

白蔹，味苦平。主痈肿疽疮，散结气，止痛除热，目中赤、小儿惊痫、温疟、女子阴中肿痛。一名菟核，一名白草。生山谷。

青葙子，味苦微寒。主邪气，皮肤中热，风瘙身痒，杀三虫。子名草决明，治唇口青。一名草蒿，一名萋蒿。生平谷。

萑菌，味咸平。主心痛，温中，去长虫、白疭、蛲虫、蛇螫毒，癥瘕、诸虫。一名萑芦。生池泽。

白及，味苦平。主痈肿、恶疮、败疽、伤阴、死肌、胃中邪气、贼风鬼击、痱缓不收。一名甘根，一名连及草。生川谷。

大戟，味苦寒。主蛊毒、十二水、肿满急痛、积聚、中风、皮肤疼痛、吐逆。一名卯钜。

泽漆，味苦微寒。主皮肤热，大腹水气，四肢面目浮肿，丈夫阴气不足。生川泽。

茵芋，味苦温。主五脏邪气，心腹寒

热，羸瘦如疟状，发作有时，诸关节风湿痹痛。生川谷。

贯众，味苦微寒。主腹中邪热气、诸毒，杀三虫。一名贯节，一名贯渠，一名百头，一名虎卷，一名扁苻。生山谷。

莞花，味苦平寒。主伤寒温疟，下十二水，破积聚、大坚、癥瘕，荡涤肠胃中留癖饮食，寒热邪气，利水道。生川谷。

狼牙，味苦寒。主邪气热气、疥瘙、恶疡、疮痔，去白虫。一名牙子。生川谷。

羊踯躅，味辛温。主贼风在皮肤中淫淫痛，温疟、恶毒、诸痹。生川谷。

商陆，味辛平。主水胀，疝瘕痹，熨除痈肿。杀鬼精物。一名荡根，一名夜呼。生川谷。

羊蹄，味苦寒。主头秃疥瘙，除热，女子阴蚀。一名东方宿，一名连虫陆，一名鬼目。生川泽。

萹蓄，味辛平。主浸淫、疥瘙、疽痔，杀三虫。生山谷。

狼毒，味辛平。主咳逆上气，破积聚饮食、寒热、水气、恶疮、鼠瘘疽蚀、鬼精蛊毒，杀飞鸟走兽。一名续毒。生山谷。

白头翁，味苦温。主温疟、狂易、寒热、癥瘕、积聚、瘿气，逐血止痛，治金创。一名野丈人，一名胡王使者。生山谷。

鬼臼，味辛温。主杀蛊毒鬼注、精物，辟恶气不祥，逐邪解百毒。一名爵犀，一名马目毒公，一名九臼。生山谷。

羊桃，味苦寒。主㷒热，身暴赤色，风水积聚，恶疡，除小儿热。一名鬼桃，一名羊肠。生川谷。

女青，味辛平。主蛊毒，逐邪恶气，杀鬼温疟，辟不祥。一名雀瓢。

连翘，味苦平。主寒热、鼠瘘瘰疬、痈肿恶疮、瘿瘤结热、蛊毒。一名异翘，一名兰花，一名轵，一名三廉。生山谷。

兰茹，味辛寒。主蚀恶肉、败疮、死肌，杀疥虫，排脓恶血，除大风热气，善忘不乐。生川谷。

乌韭，味甘寒。主皮肤往来寒热，利小肠、膀胱气。生山谷石上。

鹿藿，味苦平。主蛊毒，女子腰腹痛不乐、肠痈、瘰疬、疡气。生山谷。

蚤休，味苦微寒。主惊痫，摇头弄舌，热气在腹中，癫疾、痈疮、阴蚀，下三虫，去蛇毒。一名蚩休。生川谷。

石长生，味咸微寒。主寒热、恶疮、大热，辟鬼气不祥。一名丹草。生山谷。

陆英，味苦寒。主骨间诸痹，四肢拘挛疼酸，膝寒痛，阴痿，短气不足，脚肿。生川谷。

荩草，味苦平。主久咳，上气喘逆，久寒、惊悸、痂疥、白秃、疡气，杀皮肤小虫。生川谷。

牛扁，味苦微寒。主身皮疮、热气，可作浴汤。杀牛虱小虫，又治牛病。生川谷。

夏枯草，味苦寒。主寒热、瘰疬、鼠瘘、头疮，破癥散瘿，结气，脚肿湿痹，轻身。一名夕句，一名乃东。生川谷。

芫花，味辛温。主咳逆上气、喉鸣喘、咽肿短气、蛊毒鬼疟、疝瘕痈肿，杀虫鱼。一名去水。生川谷。

巴豆，味辛温。主伤寒、温疟、寒热，破癥瘕、结坚积聚，留饮痰癖，大腹水胀，荡涤五脏六腑，开通闭塞，利水谷道，去恶肉，除鬼注毒蛊邪物，杀虫鱼。一名巴椒。生川谷。

蜀椒，味辛温。主邪气咳逆，温中，逐骨节、皮肤死肌，寒湿痹痛，下气。久服之头不白，轻身增年。生川谷。

皂荚，味辛咸温。主风痹、死肌、邪气、风头泪出，下水利九窍，杀鬼精物。生川谷。

柳花，味苦寒。主风水、黄疸、面热黑。一名柳絮。**叶**，主马疥痂疮。**实**，主溃痈，逐脓血。**子汁**，治渴。生川泽。

楝实，味苦寒。主温疾、伤寒、大热烦狂，杀三虫、疥疡，利小便水道。生山谷。

郁李仁，味酸平。主大腹水肿，面目四肢浮肿，利小便水道。**根**，主齿断肿、龋齿、坚齿。一名爵李。生川谷及丘陵上。

莽草，味辛温。主风头痈肿、乳痈、疝瘕，除结气疥瘙疽疮，杀虫鱼。生山谷。

雷丸，味苦寒。主杀三虫，逐毒气，胃中热，利丈夫，不利女子。作膏摩，除小儿百病。生山谷。

桐叶，味苦寒。主恶蚀疮着阴。**皮**，主五痔，杀三虫。**花**，主传猪疮，饲猪肥大三倍。生山谷。

梓白皮，味苦寒。主热，去三虫。**花、叶**，捣傅猪疮，饲猪肥大，易养三倍。生山谷。

石南草，味辛平。主养肾气、内伤阴衰，利筋骨皮毛。**实**，杀蛊毒，破积聚，逐风痹。一名鬼目。生山谷。

黄环，味苦平。主蛊毒鬼注、鬼魅，邪气在脏中，除咳逆寒热。一名凌泉，一名大就。生山谷。

溲疏，味辛寒。主身皮肤中热，除邪气，止遗溺，可作浴汤。生川谷及田野故坵墟地。

鼠李，主寒热、瘰疬疮。生田野。

药实根，味辛温。主邪气、诸痹疼酸。续绝伤，补骨髓。一名连木。生山谷。

栾花，味苦寒。主目痛泪出，伤眦，消目肿。生川谷。

蔓椒，味苦温。主风寒湿痹，历节痛，除四肢厥气，膝痛。一名豕椒。生川谷及坵冢间。

豚卵，味苦温。主惊痫癫疾，鬼注蛊毒，除寒热、贲豚、五癃、邪气、挛缩。一名豚颠。**猪悬蹄**，主五痔，伏热在肠，肠痈内蚀。

麋脂，味辛温。主痈肿、恶疮、死肌、寒风湿痹，四肢拘缓不收，风头肿气，通腠理。一名宫脂。生山谷。

鼺鼠，主堕胎，令人产易。生平谷。

六畜毛蹄甲，味咸平。主鬼注、蛊毒，寒热、惊痫、痓、癫疾狂走。骆驼毛尤良。

虾蟆，味辛寒。主邪气，破癥坚、血痈肿、阴疮。服之不患热病。生池泽。

马刀，味辛微寒。主漏下赤白、寒热，破石淋，杀禽兽贼鼠。生池泽。

蛇蜕，味咸平。主小儿百二十种惊痫、瘛疭、癫疾、寒热、肠痔、虫毒、蛇痫。火熬之良。一名龙子衣，一名蛇符，一名龙子单衣，一名弓皮。生川谷及田野。

蚯蚓，味咸寒。主蛇瘕，去三虫、伏尸、鬼注、蛊毒，杀长虫。仍自化作水。生平土。

翳蟟，味辛平。主久聋、咳逆、毒气，出刺，出汗。生川谷。生树枝间。

蜈蚣，味辛温。主鬼注蛊毒，噉诸蛇虫鱼毒，杀鬼物老精，温疟，去三虫。生川谷。

水蛭，味咸平。主逐恶血瘀血月闭，

破血瘕积聚，无子，利水道。生池泽。

斑蝥，味辛寒。主寒热、鬼注蛊毒、鼠瘘恶疮、疽蚀死肌，破石癃。一名龙尾。生川谷。

贝子，味咸平。主目翳、鬼注蛊毒、腹痛、下血、五癃，利水道。烧用之良。生池泽。

石蚕，味咸寒。主五癃，破五淋，堕胎。肉，解结气，利水道，除热。一名沙虱。生池泽。

雀瓮，味甘平。主小儿惊痫、寒热结气、蛊毒鬼注。一名躁舍。

蜓蚿，味咸寒。主小儿惊痫、瘛疭、腹胀、寒热，大人癫疾狂易。一名蛞蝓。火熬之良。生池泽。

蝼蛄，味咸寒。主产难，出肉中刺，溃痈肿，下哽噎，解毒，除恶疮。一名蟪蛄，一名天蝼，一名螜。夜出者良。生平泽。

马陆，味辛温。主腹中大坚癥，破积聚、息肉、恶疮、白秃。一名百足。生川谷。

地胆，味辛寒。主鬼注、寒热、鼠瘘、恶疮、死肌，破癥瘕，堕胎。一名蚖青。生川谷。

鼠妇，味酸温。主气癃不得小便，妇人月闭血瘕，痫痓寒热，利水道。一名负蟠，一名蚜威。生平谷。

萤火，味辛微温。主明目，小儿火疮热伤气，蛊毒鬼注，通神。一名夜光。生池泽。

衣鱼，味咸温。主妇人疝瘕，小便不利，小儿中风项强，皆宜摩之。一名白鱼。生平泽。

桃核，味苦平。主瘀血、闭瘕邪气，杀小虫。**桃花**，杀注恶鬼，令人好色。**桃枭**，杀百鬼精物。**桃毛**，主下血瘕寒热，积聚无子。**桃蠹**，杀鬼辟不祥。生川谷。

杏核，味甘温。主咳逆上气、雷鸣、喉痹下气、产乳、金创、寒心、贲豚。生川谷。

腐婢，味辛平。主痎疟、寒热、邪气泄利、阴不起、病酒、头痛。生汉中。

苦瓠，味苦寒。主大水，面目四肢浮肿，下水，令人吐。生川泽。

水靳，味甘平。主女子赤沃，止血养精，保血脉，益气，令人肥健嗜食。一名水英。生池泽。

彼子，味甘温。主腹中邪气，去三虫、蛇螫、蛊毒、鬼注、伏尸。生山谷。

附　药名索引

二　画

三　画

四　画

五　画

六　画

十四画

十五画

十六画